Dʳ J. LOUIS

Étude clinique

SUR LES

Adhérences

Pleurales

Dʳ J. LOUIS

Étude clinique

SUR LES

Adhérences
Pleurales

À LA MÉMOIRE DE MON FRÈRE

(16 mai 1895)

À MON PÈRE, À MA MÈRE

> *Je fais hommage de ce modeste travail,*
> *faible témoignage de respect, d'affection*
> *et de reconnaissance pour tout ce que je*
> *leur dois.*

À MON FRÈRE ALBERT

À MES PARENTS

À MES AMIS

A MON PRÉSIDENT DE THÈSE

M. le Professeur LACASSAGNE

Professeur de médecine légale à la Faculté de médecine de Lyon
Correspondant de l'Académie de médecine
Officier de la Légion d'honneur

A M. LE PROFESSEUR AGRÉGÉ PIC

Médecin des Hôpitaux

A MES MAITRES

INTRODUCTION

Au cours de l'année dernière, M. le professeur agrégé Pic, suppléant M. le professeur Bondet, fit une leçon clinique *sur les adhérences pleurales*, à l'occasion de quelques malades qui se trouvaient alors dans le service : c'est cette leçon qui a été le point de départ de ce travail.

Il y a sans doute quelque témérité, étant donnée notre jeune expérience, à reprendre l'étude de ce sujet ; des maîtres illustres l'ont à diverses reprises traité, et il serait maintenant bien difficile d'en présenter une étude vraiment originale. Toutefois, nous avons cru qu'il y aurait quelque intérêt à rechercher et à réunir les travaux parus sur les adhérences pleurales ; à essayer de présenter une étude d'ensemble, une mise au point de la question. Tel est le but de ce modeste travail. Nous ne nous sommes point abusé sur ses difficultés et nous réclamons pour lui toute l'indulgence de nos juges.

Après avoir étudié l'anatomie pathologique, la pathogénie et l'étiologie des adhérences, nous en avons présenté la symptomatologie aussi complète qu'il nous a été possible de le faire. Puis nous avons essayé de montrer l'existence d'une forme clinique individualisée, spéciale aux adhérences, forme clinique sur laquelle M. Pic avait appelé notre attention au cours de sa leçon orale. Nous avons ensuite passé à l'étude des complications des adhérences, soit sur le poumon, soit sur le cœur ; dans un chapitre spécial, nous avons plus particulièrement abordé l'une d'elles ; la mort subite. Nous avons fini par quelques considérations sur le pronostic et le traitement des adhérences.

Nous avons toujours trouvé auprès de M. le professeur Lacassagne un accueil bienveillant. Il nous a aidé de ses conseils et nous a communiqué plusieurs documents pour la rédaction de ce travail. Il nous honore aujourd'hui grandement en acceptant la présidence de cette thèse. Nous le prions de vouloir bien croire à notre respectueuse gratitude.

Après nous avoir confié le sujet de cette étude, que nous aurions voulue meilleure, M. le professeur agrégé Pic ne nous a ménagé ni son temps, ni son expérience clinique, pour la mener à bien. Ses conseils nous ont été plus d'une fois utiles pour aplanir bien des difficultés ou pour relever un courage quelquefois défaillant. Nous le remercions de toutes les marques d'intérêt qu'il nous a témoignées. Nous tenons à nous excuser, si parfois dans le cours de notre travail, nous n'avons pas insisté davantage sur certains points importants, et si nous avons laissé glisser quelques erreurs : ce sont là des défauts inhérents à un premier essai.

J. L.

CHAPITRE PREMIER

ANATOMIE PATHOLOGIQUE

Fréquence. — Les adhérences pleurales sont extrêmement fréquentes : il n'est pour ainsi dire pas d'autopsie où on ne les signale. Sorel, dans un mémoire adressé, en 1883, à la Société médicale des hôpitaux, dit qu'on les rencontre d'autant plus fréquemment que les malades sont plus avancés en âge : à l'autopsie de jeunes soldats âgés de vingt à vingt-quatre ans, il a trouvé des adhérences chez un quart des sujets, la tuberculose étant mise hors de cause — de quarante à soixante ans, au contraire, cette fréquence augmente du double, une fois sur deux.

Étendue. — Les adhérences sont partielles ou généralisées — ces dispositions étant en rapport avec la cause et le processus inflammatoire qui leur a donné naissance; des adhérences survenues à la suite d'un empyème seront beaucoup plus étendues que celles consécutives à un point d'ostéite ou à une fracture de côtes.

J. Loeb.   1

Siège. — La situation des adhérences n'est pas moins variable que leur étendue. Elles peuvent occuper les deux côtés du thorax ou être au contraire unilatérales. Dans ce dernier cas, pour certains auteurs, Sorel en particulier, elles seraient plus fréquentes à droite. Ceci est variable avec les statistiques.

Thuvien, sur 23 observations, note 11 fois des adhérences bilatérales, 17 fois des adhérences unilatérales, dont 11 à droite et 6 à gauche. Sur 50 observations que nous avons entre les mains, nous notons 26 fois des adhérences bilatérales, 22 fois des adhérences unilatérales dont 11 à droite, 11 à gauche.

Les adhérences sont extrêmement fréquentes au sommet des poumons : le viscère est fixé et comme immobilisé contre la paroi thoracique avec une telle solidité, qu'on ne peut l'extraire qu'avec de grandes difficultés. Ces adhérences du sommet sont symptomatiques dans presque tous les cas de tuberculose pulmonaire, généralement de grandes excavations dont les parois sont sinon, formées, du moins très souvent renforcées par ces adhérences. — On les a encore signalées à la région antéro-latérale du cône pulmonaire, sur le bord postérieur du poumon dans le sinus costo-vertébral. On les rencontre sur la face médiastine du même organe : dans ce cas, elles échappent le plus souvent à l'observation clinique.

Le professeur Jaccoud a appelé à diverses reprises l'attention sur une variété d'adhérences, dites *phréno-costales* ou *phréno-costo-pulmonaires*, qui soudent la face inférieure du poumon à la face convexe du diaphragme, en même temps qu'elles fixent le muscle et le viscère à la cage thoracique, oblitérant ainsi totalement le sinus costo-diaphragmatique. Cette disposition est une source de troubles et de dangers cliniques dont nous parlerons plus loin.

Il est enfin fréquent de trouver les espaces interlobaires soudés entre eux, surtout dans le cas d'inflammations chroniques.

Aspect. — Forme. — On peut à ce point de vue diviser les adhérences en trois catégories :

A. *Adhérences longues et filamenteuses.* — Elles ont souvent plusieurs centimètres de longueur : elles unissent un point de la surface du poumon à un point plus ou moins éloigné de la cage thoracique : quelquefois rubanées, elles prennent d'autres fois un aspect lamelleux : on les rencontre assez souvent coïncidant avec un épanchement de moyen volume. Elles sont d'ordinaire de formation assez récente et ne constituent aucun danger pour le jeu normal du poumon : elles sont enfin peu nombreuses.

B. *Adhérences courtes et serrées.* — Elles n'ont qu'un demi à un centimètre de longueur et sont assez abondantes : elles unissent deux points symétriques de la cage thoracique et du poumon : quelquefois assez résistantes, elles sont souvent ténues, minces et se laissent déchirer par le doigt ; le danger de ces adhérences existe surtout dans leur nombre : si elles sont peu abondantes, clairsemées, le poumon ne sera pas entravé dans son fonctionnement ; si elles sont disséminées sur toute sa surface, elles brident les mouvements de la respiration. On a cru qu'elles pouvaient occasionner par leur groupement certaines variétés de pleurésie, particulièrement la pleurésie aréolaire (Delacou, thèse de Paris, 1875), alors qu'il ne s'agit en réalité que d'une infiltration œdémateuse plus ou moins étendue de ces adhérences. Celles-ci peuvent encore revêtir des dispositions plus complexes, s'enchevêtrant les unes les autres, s'orientant dans toutes les directions : leur formation est de date plus ancienne que celle des adhérences filamenteuses : elles coïncident assez souvent avec un peu d'épaississement de la plèvre.

C. Symphyse complète. — Les deux feuillets pleuraux sont directement appliqués l'un sur l'autre, comme soudés ; en même temps, on constate des lésions d'épaississement de la plèvre. Celle-ci peut atteindre un demi-centimètre, un centimètre et au delà, d'épaisseur. Les deux séreuses ne sont pas atteintes indifféremment au même degré. L'épaississement porte tantôt de préférence sur la plèvre viscérale, tantôt sur la plèvre pariétale : dans le premier cas, on se trouve en présence des symphyses pleuro-viscérales ; dans le second, des symphyses pleuro-pariétales ; celles-ci sont consécutives surtout aux inflammations protopathiques de la plèvre, celles-là aux inflammations deutéropathiques. Il n'est pas toujours possible de dire d'une manière certaine en présence de quelle variété de symphyse on se trouve, les caractères de celle-ci n'étant pas suffisamment tranchés pour faire un diagnostic précis.

Cette troisième catégorie d'adhérences, la symphyse complète, est celle qu'on rencontre le plus souvent. Elle est consécutive aux inflammations pleurales de quelque durée ou de quelque intensité. Tantôt, elle se présente sous la forme d'un simple accolement des deux feuillets pleuraux (symphyse celluleuse), chacun d'eux étant reconnaissable : ils sont peu épais, facilement séparables et gardent encore une certaine souplesse. Cependant la surface de séparation est sèche, rude au toucher, dépolie, plus ou moins rugueuse. C'est le type d'une symphyse récente : elle se verrait surtout dans le cas de pleurite adhésive d'emblée (Lemardeley). L'examen histologique montre une vascularisation nette, assez abondante.

D'autres fois, l'épaississement est plus considérable, 5 millimètres, 1 centimètre, le poumon est entouré d'une coque fibreuse, dure, inextensible, qui l'enserre étroitement : la séparation des deux plèvres est difficile : à la coupe, on distingue quelquefois la limite des deux feuillets. L'inflammation causale a été plus intense que dans le cas précédent : Grancher a signalé cependant la symphyse fibreuse dans certains cas de tuberculose pulmonaire à marche très lente. La vascularisation fait ici totalement défaut, le tissu fibreux a étouffé la plus grande partie des vaisseaux formés pendant les premières périodes de l'inflammation pleurale.

Cette variété d'adhérence revêt quelquefois à la

coupe un aspect particulier : celui d'une sorte de carapace, d'apparence lardacée, épaisse de plus d'un centimètre, sur laquelle il est impossible de faire le clivage des feuillets pleuraux ; souvent cette coque est œdémateuse. Laënnec, Louis ont signalé l'état cartilaginiforme de la plèvre ; ce n'est qu'une apparence, il n'y a aucun dépôt cartilagineux dans celle-ci ; la séreuse est épaissie, lisse, unie, d'une coloration grise ou gris blanchâtre, sans végétations (Poulin) ; la résistance de ce tissu est extrêmement considérable. Pour Laënnec, cet aspect se rencontre fréquemment dans les adhérences qui accompagnent la tuberculose pulmonaire, ou consécutives à la pleurésie hémorragique : « La fausse membrane fibro-cartilagineuse est un fait propre aux phtisiques ». (Louis.) Dans la thèse de Lemardeley, sur 16 observations d'adhérences pleurales chez des phtisiques, nous trouvons quatre fois signalé, à l'autopsie, l'état cartilaginiforme de la plèvre. Pour Cornil et Ranvier, le tissu de cette fausse membrane est assez analogue à celui des fibromes à cellules aplaties et à substance fondamentale amorphe, il se rapproche assez du tissu des fibromes cornéens. Il n'y a pas de vaisseaux.

Signalons encore les ostéophytes pleuraux, qui consistent en une sorte de calcification de la plèvre, de dureté quasi osseuse : il n'y a aucune cellule osseuse dans ces productions. On a aussi rencontré dans certains cas la stéatose de l'adhérence fibreuse. Cruveilhier et Lancereaux ont trouvé dans ces mêmes symphyses des kystes caséeux. Ce sont des amas de matière tuberculeuse, inclus dans l'intérieur de la fausse membrane, inoffensifs. Dans un cas étudié par Péron, le kyste atteignait le volume d'un œuf; la paroi était très dure, très résistante, d'aspect feuilleté, formée de tissu fibreux à faisceaux très serrés, sans cellules géantes. La surface interne de la poche était remarquablement lisse; le contenu était constitué par de la matière caséeuse, d'aspect plâtreux; elle renfermait de rares bacilles de Koch.

Tels sont les divers aspects sous lesquels nous rencontrons les adhérences de la plèvre, de pareilles lésions ne restent pas limitées à la séreuse, mais s'étendent et ont un certain retentissement sur d'autres organes. Contentons-nous de signaler ici les altérations consécutives à la présence des adhérences; nous y reviendrons plus loin avec plus de détails.

Du côté du poumon, on peut rencontrer de l'emphysème, la dilatation alvéolaire, la bronchectasie, l'atélectasie par simple compression; plus fréquemment, on voit l'atrophie progressive du parenchyme par envahissement du tissu fibreux, la carnification, la pneumonie chronique, *pneumonie pleurogène*, sur laquelle M. Brouardel en 1872 a fait une communication à la Société médicale des hôpitaux; enfin une véritable sclérose pulmonaire, *la cirrhose du poumon* (Charcot).

Du côté de la circulation, on a rencontré des altérations du myocarde (surcharge adipeuse, sclérose), l'hypertrophie et la dilatation du cœur droit, de la stase veineuse par gêne circulatoire, avec œdème, ascite, etc. Il semble bien que certaines lésions valvulaires fonctionnelles (insuffisance mitrale) aient pu prendre naissance sous l'influence des adhérences pleurales (Pitres).

Le thorax présente des rétractions plus ou moins marquées ; des déformations (Laënnec) : on a rencontré des atrophies musculaires d'origine pleurale, de la surcharge graisseuse des muscles ; la colonne vertébrale présente des scolioses, d'origine adhérentielle, bien connues. Le diaphragme peut perdre sa fonction respiratoire assez rapidement : il n'est pas rare enfin de voir les lésions s'étendre aux organes abdominaux (rate, foie, estomac) et déterminer des troubles inexplicables, si on n'a pas l'attention appelée sur les adhérences pleurales.

CHAPITRE II

Le mode de formation des adhérences pleurales est le même quelle que soit la cause qui leur donne naissance, rhumatisme, pneumonie, gangrène pulmonaire, cancer ou tuberculose, etc. ; à part quelques variantes, le processus reste toujours identique. Pour bien comprendre la pathogénie des adhérences, nous prendrons le cas qui se présente le plus souvent : celui de la pleurésie séro-fibrineuse aiguë d'origine tuberculeuse. Examinons, sur la plèvre viscérale par exemple, quelles sont les lésions qui résultent de son inflammation sous l'influence du bacille de Koch.

Nous trouvons en allant de la cavité pleurale vers le poumon : d'abord un exsudat ; puis le tissu fondamental de la séreuse. L'exsudat se compose de deux parties, la *fausse membrane* et la *néo-membrane*, indépendamment d'un certain épanchement liquide.

La fausse membrane est constituée par une série de petites lames fibreuses intimement unies, ces lames laissant entre elles de petites fentes irrégulières, comblées par des leucocytes et quelques globules rouges. Les leucocytes sont d'autant plus abondants qu'on s'éloigne de la surface libre de l'exsudat; il n'y a aucun vaisseau. Les cellules endothéliales de la séreuse sont plus ou moins déformées, décollées, séparées les unes des autres, bouleversées par la fibrine qui s'attache à elles.

La néo-membrane présente une épaisseur toujours considérable, cinq à dix fois le volume de la couche fondamentale de la séreuse. L'ensemble de cette néo-membrane est formé par un tissu conjonctivo-vasculaire, plus ou moins différencié, avec infiltration de cellules géantes : celles-ci peuvent occuper les points les plus divers de la néo-membrane, elles sont disséminées dans son épaisseur. Quant au tissu conjonctivo-vasculaire, il est formé de faisceaux minces avec cellules fusiformes, les vaisseaux sanguins sont grêles. Il revêt d'autant plus l'aspect adulte qu'on se rapproche davantage de la couche fondamentale de la séreuse. Il adhère intimement à cette dernière. Au niveau de la pseudo-membrane fibrineuse, le tissu conjonctivo-vasculaire est un peu modifié : les vaisseaux sont plus abondants, volumineux, comme de véritables angiomes (Péron); les cellules sont plus vivement colorées, ont de gros noyaux et se tassent de préférence du côté de la pseudo-membrane, de telle sorte que la ligne séparatrice de la fausse membrane et de la néo-membrane présente un aspect irrégulier. MM. Kelsch et Vaillard y ont même décrit des cellules vaso-formatives.

Le tissu fondamental de la séreuse est formé de faisceaux élastiques et conjonctifs serrés, laissant entre eux de petits espaces remplis de cellules aplaties, il présente une surface régulière du côté de la néo-membrane. Il ne renferme pas de bacilles, tandis que les deux membranes en contiennent, surtout la première, quoique en nombre assez restreint Notons enfin qu'on peut trouver dans le tissu fondamental des lames fibrineuses enclavées dans l'épaisseur de la séreuse, constituant une sorte de tout homogène. La précipitation de la fibrine s'est donc faite sous l'influence de l'inflammation, non seulement en surface, mais dans l'épaisseur de la plèvre.

Du côté de la plèvre pariétale, les lésions sont absolument identiques à celles que présente la plèvre viscérale : les follicules tuberculeux sont surtout abondants à la surface du tissu fondamental (Kelsch-Vaillard) et s'entourent assez vite d'une zone de tissu fibreux de réaction. Dans certains cas, la fausse membrane serait moins épaisse que celle qui recouvre la plèvre viscérale.

En résumé, le bacille de Koch a provoqué du côté de la séreuse une inflammation caractérisée par une diapédèse de leucocytes, un exsudat fibrineux et liquide, une altération plus ou moins destructive de l'épithélium : pour s'opposer à l'infection, une barrière, la néo-membrane conjonctivo-vasculaire, apparaît, vraisemblablement aux dépens du tissu fondamental, qui s'épaissit lui-même un peu. C'est aux dépens de ces éléments que se formera l'adhérence des feuillets pleuraux.

Tout d'abord pendant une période difficile à préciser, mais qui comprend la phase d'exsudation liquide, les luttes phagocytaires, d'une part, se développent dans l'épaisseur de la fibrine ; d'autre part, le tissu conjonctif néoformé effectue parallèlement l'enkystement des produits détruits, bacilles et phagocytes. Dans la pleurésie tuberculeuse séro-fibrineuse aiguë, les réactions sont assez considérables et l'enkystement rapide (Péron) : il s'organise au moyen des cellules géantes : il se fait autour d'elles une évolution importante de tissu conjonctif qui les enkyste rapidement et met ainsi les bacilles hors d'état de nuire. Destruction phagocytaire et enkystement des bacilles, tels sont les processus qui se produisent pendant une première période.

Au bout d'un temps variable, la maladie tend à la guérison. Dans l'épaisseur de la pseudo-membrane, la réaction phagocytaire et l'infection tuberculeuse cessent : l'épanchement liquide qui séparait les deux feuillets pleuraux se résorbe à son tour et laisse ceux-ci en contact direct. Les deux séreuses sont accolées par la fausse membrane comme deux tartines de beurre que l'on a rapprochées par leur surface grasse. Les deux feuillets fibrineux, dépolis, rugueux même, vont se souder d'autant plus facilement qu'ils sont plus dépolis : c'est le premier stade de l'adhérence.

La pseudo-membrane peut disparaître dans la suite, et d'ordinaire la fibrine se résorbe en totalité. Les quelques débris qui ne disparaissent pas subiront plus tard la dégénérescence calcaire adipeuse ; donneront naissance aux ostéophytes pleuraux ou à l'aspect cartilaginiforme ; d'autres amas plus ou moins infiltrés de matière caséeuse provoqueront autour d'eux une réaction pleurale fibreuse qui les enkystera. Une fois la membrane fibrineuse disparue, les deux néo-membranes se trouvent en contact intime; ces deux tissus conjonctivo-vasculaires vont continuer à évoluer et à se développer pendant un certain temps encore, malgré la disparition de l'épanchement. Nous avons noté plus haut que la partie de la néo-membrane sous-jacente à l'exsudat fibrineux n'avait pas tout à fait la même structure que dans ses autres portions. Elle est plus riche en vaisseaux et en cellules à plusieurs noyaux; certains auteurs y ont trouvé des cellules vaso-formatives. Il n'y a rien d'étonnant à ce que cette partie de la néo-membrane où la vie cellulaire est si active, continue à s'accroître et à proliférer. Comme les deux néo-membranes sont à nu et au contact, elles vont se souder mutuellement par pénétration réciproque de leurs vaisseaux, au moyen des cellules vaso-formatives; elles vont achever de s'organiser au moyen de cellules à plusieurs noyaux, au point de ne plus former qu'une seule néo-membrane interposée entre les deux plèvres et les unissant étroitement. L'adhérence pleurale est constituée.

D'autre part, le processus de réaction fibreuse, commencé autour des cellules géantes et des produits tuberculeux, ne fera que s'accentuer par la suite au moment de la guérison. Les cellules géantes diminuent de nombre et de volume, leur régression est bientôt suivie, au bout d'un temps variable, de leur disparition. Il n'est pas rare en effet (Péron) de voir, dans des coupes de vieilles adhérences, qu'il n'existe plus aucune formation tuberculeuse, les cellules géantes ayant totalement disparu; et cependant le caractère des lésions pleurales indique assez quelle était la nature de l'inflammation.

Mais ce qui ne disparaît pas avec la régression de l'infection tuberculeuse, ce qui lui survit quelquefois pendant longtemps, c'est la transformation fibreuse qui s'organise dans la plèvre. Le tissu conjonctivo-vasculaire subit des changements profonds ; au début riche en vaisseaux, en éléments conjonctifs néo-formés, ce tissu tend progressivement vers le tissu de cicatrice. Les vaisseaux s'atrophient, disparaissent en grande partie, les faisceaux connectifs l'emportent, le nombre des cellules diminue. Les adhérences établies entre les deux feuillets pleuraux vont rester les unes fibreuses, résistantes, épaisses ; les autres, qui correspondent vraisemblablement à des points moins infectés (Péron), s'étalent, s'effilent ; elles peuvent même prendre les caractères d'un tissu conjonctif parfois lâche, d'autres fois infiltré de graisse. Enfin dans certains cas, ces adhérences peuvent disparaître, laissant seulement à leur suite des épaississements simples de la séreuse.

Que reste-t-il de l'infection tuberculeuse de la séreuse dans cette dernière forme? « Un tissu fibreux simple, sans formation tuberculeuse histologique; seuls par places de petits amas informes, isolés au milieu des faisceaux connectifs, reliquats de débris caséeux, viennent encore attester la nature de l'infection qui a frappé la plèvre. L'autopsie faite longtemps après la maladie ne vient plus montrer d'une façon certaine, même après l'examen histologique, la nature évidente des lésions. » (Péron.) Ce sont également les résultats auxquels arrive M. le professeur agrégé Pic, dans sa thèse inaugurale. Ce que nous venons de dire pour la plèvre, il l'a constaté pour le péritoine; des malades présentant de graves lésions tuberculeuses de cette séreuse, avec adhérences et tubercules énormes, furent laparotomisés: au cours d'une nouvelle intervention abdominale pratiquée plusieurs mois après chez ces mêmes malades, M. Pic ne constata plus qu'un simple épaississement, parfois peu considérable, de la séreuse. Les énormes lésions constatées antérieurement s'étaient réduites à cet épaississement.

En somme, l'ensemble de l'adhérence n'est souvent qu'un tissu de cicatrice, qui continuera à se développer plus tard, en englobant et en détruisant dans sa masse les produits tuberculeux. La rareté et même l'absence de cellules géantes dans les coupes de vieilles adhérences pleurales consécutives aux pleurésies séro-fibrineuses en est une preuve. L'adhérence est un processus de défense, elle joue un rôle bienfaisant au début de l'évolution de la tuberculose. Ce n'est pas toujours sans inconvénient pour le poumon sous-jacent, car ce processus peut s'exagérer et devenir une source de dangers. Nous avons parlé au chapitre précédent des scléroses du poumon d'origine adhérentielle, de la pneumonie pleurogène

(Charcot, Brouardel, Rejimbeau, etc.) et des autres
lésions dues à la même cause. Mais ces cas ne nous
font pas oublier que les adhérences pleurales sont
une réaction utile, un processus de défense de
l'organisme.

Nous venons de voir le mode de formation des
adhérences dans la pleurésie séro-fibrineuse aiguë
tuberculeuse : toutes les autres inflammations pleurales, de quelque forme clinique et de quelque nature
qu'elles soient, peuvent aboutir à la formation d'adhérences. Le processus est quelquefois légèrement
différent pour certaines d'entre elles : c'est le cas
des adhérences du sommet du poumon chez des
phtisiques qui n'ont jamais eu de pleurésie aiguë
séro-fibrineuse.

Dans ce cas, Péron a constaté de l'infiltration
tuberculeuse de toute la région sous-pleurale, la
séreuse est épaissie, mais cet épaississement a lieu
aux dépens du tissu fondamental, par multiplication
de ses cellules et de ses faisceaux : diapédèse leuco-
cytaire peu marquée, peu d'exsudat fibrineux, pas de
bacilles dans celui-ci. « L'adhérence se fait avec la
plèvre opposée, par l'intermédiaire de cette sorte de
bourgeon charnu à centre caséeux, que forme le foyer
de broncho-pneumonie corticale, coiffé de sa plèvre
épaissie. » C'est par mois, par années que se compte
la durée de l'évolution des coques pleurales qui
coiffent le sommet du poumon des phtisiques. Ce
processus spécial est assez différent de celui qui a été
décrit plus haut : ce n'est qu'une lésion banale, la
réaction d'une séreuse qui défend sa cavité.

CHAPITRE III

ÉTIOLOGIE

Les causes des adhérences pleurales n'ont pas toujours été bien connues : cette citation de Laënnec le démontre. « Hippocrate avait déjà vu les adhérences du poumon, Diemerbrœck avait soupçonné qu'elles ne pouvaient avoir lieu que par inflammations et ulcérations. Boerhaave les regardait comme une suite de la pleurésie. Quelques observations de Stoll indiquent une connaissance plus positive de la transformation des fausses membranes... Cependant, vers la même époque, Morgagni, après avoir recueilli les témoignages et pesé les opinions, est encore incertain, et semble pencher pour l'opinion ridicule de Vernojus qui attribue les adhérences du poumon au rire. A une époque plus récente, l'un des professeurs les plus distingués de la Faculté de médecine de Paris pensait encore que les adhérences du poumon étaient le produit d'une sorte de destruction de la plèvre. »

D'autre part, nous lisons dans Andral : « Si l'on parcourt le *Sepulcrum anatomicum* de Bonnet, on est surpris par la foule d'idées bizarres, d'opinions erronées qui ont été émises sur la nature, la cause, les effets des adhérences de la plèvre. »

Les causes des adhérences pleurales peuvent être primitives ou secondaires : primitives quand l'inflammation a atteint d'abord la séreuse, *inflammations protopathiques ;* secondaires, les adhérences succèdent ordinairement à des lésions pulmonaires, osseuses, à une infection générale, *inflammations deutéropathiques ;* celles-ci peuvent être de nature banale ou spécifique.

Les inflammations banales qui se compliquent d'adhérences pleurales sont multiples : ce sont d'abord les affections pulmonaires elles-mêmes ; la bronchite chronique, l'infarctus pulmonaire, l'abcès du poumon, la gangrène pulmonaire. Dans la pneumonie franche, on trouve constamment des réactions pleurales qui peuvent aboutir à l'adhérence. Nous avons eu l'occasion l'année dernière de voir à l'Hôtel-Dieu, dans le service de M. le professeur Bondet, suppléé par M. Pic, une malade atteinte de maladie de Briquet : à l'autopsie, il y avait des adhérences particulièrement dures et serrées, fibreuses.

OBSERVATION I

(Communiquée par M. le professeur agrégé Pic).

Bronchite fétide. — Pleuro-pneumonie.

R..., Joséphine, trente-deux ans, gantière, salle B. Teissier, nº 17. Entrée le 9 novembre 1900.

Antécédents. — Un séjour il y a cinq ans à l'Hôtel-Dieu pour la même affection. — Début de l'affection actuelle, il y a huit jours ; côté gauche douloureux, crachats fétides. Quintes de toux, expectoration purulente assez abondante : haleine fétide.

9 novembre. — Pas de modifications de la sonorité ni en avant, ni en arrière. Vibrations légèrement diminuées à la base gauche.

Râles muqueux fins à gauche aux deux temps, à la base et au sommet ; à droite, quelques râles ronflants.

Rien au cœur.

10 novembre. — Base gauche : foyer avec souffle aigre lointain, diminution des vibrations — bronchoœgophonie — un peu de pectoriloquie aphone. Température subfébrile. Pas d'albumine.

13 novembre. — Matité nette à la base gauche. Vibrations presque abolies. Obscurité respiratoire.

14 novembre. — Frottements augmentant d'intensité à la partie moyenne. Expectoration purulente nauséeuse. Pas de bacilles de Koch. Matité. Abolition des vibrations à la base gauche. Obscurité respiratoire. Murmure sans œgophonie : au-dessus de cette zone, à partir de l'angle de l'omoplate, tout le long de la colonne vertébrale et dans l'aisselle, gros frottements aux deux temps.

Ponction exploratrice négative.

20 novembre. — Point de côté gauche au-dessous de l'omoplate. Vibrations presque abolies, matité, obscurité respiratoire, frottements dans toute la moitié inférieure du poumon ; à la partie moyenne, œgophonie, pectoriloquie aphone avec toux, gargouillement, souffle ; pas de dyspnée ; toujours même expectoration.

Ponction négative.

23 novembre. — T = 39°,6, dyspnée plus considérable. Expectoration plus abondante. Même signes cliniques.

29 novembre. — Voussure à la paroi gauche très nette, étendue ; à ce niveau, peau un peu rouge, douloureuse à la pression ; température locale augmentée. Incision : sang mêlé

de pus: trajet pleuro-pulmonaire, adhérences pleurales serrées. Cautérisations. Drainage.

Mort le 9 décembre 1900.

Autopsie. — Poumons: à gauche, dans l'épaisseur de la paroi thoracique, collection purulente — adhérences du feuillet pariétal de la plèvre au niveau du lobe inférieur dans une zone assez étendue — au niveau du trajet révélé par l'intervention, on ne peut détacher la plèvre des tissus plus superficiels et il faut la détacher en la sectionnant: fistule à parois épaisses, allant du poumon à l'extérieur. Orifice pulmonaire large comme une pièce de cinquante centimes à bords nets: une sonde cannelée introduite dans ce trajet pénètre dans une bronche. Dans presque toute l'étendue de ce lobe inférieur, on constate que le parenchyme a perdu sa teinte normale : plus de crépitation ; coloration noire, gangréneuse, dégageant une odeur fétide. Bronches à surface interne irrégulière, congestionnée, sanieuse.

A droite : emphysème, tubercules crétacés au sommet. Cœur petit, un peu gras. Foie volumineux, surcharge adipeuse certaine. Rate petite. Reins un peu décolorés.

Les affections du thorax peuvent aussi donner lieu à la production d'adhérences : parmi elles, Sorel signale la contusion, les plaies, fractures, phlegmons, périostites, etc. Ces lésions agissent en déterminant une pleurite localisée qui évolue vers la symphyse.

Les maladies du cœur se compliquent de manifestations pleurales. Celles-ci ont été étudiées récemment par Robert (th. de Paris, 1897), puis par Labadie-Lagrave et Deguy dans un article intitulé *les Périviscérites (Arch. gén. de méd.*, 1898). Les cardiopathies valvulaires s'accompagnent, toujours dans l'insuffisance mitrale et pulmonaire, quelquefois dans le rétrécissement mitral, de réactions pleurales allant jusqu'à la symphyse dans certains cas.

OBSERVATION II

(LABADIE-LAGRAVE et DEGUY, *Arch. gén. méd.*, 1898).

Périviscérite au cours du rétrécissement mitral.

E. D..., soixante-deux ans, fleuriste. Plèvres : adhérences très nombreuses et très intimes aux deux bases, surtout à droite.

OBSERVATION III

(LABADIE-LAGRAVE et DEGUY).

Insuffisance mitrale avec œdème. -- Dyspnée. — Ascite.

X..., cinquante-deux ans, terrassier.

Autopsie. — Symphyse totale pleurale des deux poumons. Coque pleurale très épaisse, entourant les deux poumons. Ceux-ci sont congestionnés, rouges; œdème pulmonaire généralisé. Liquide spumeux, rosé, saumoné.

OBSERVATION IV

(LABADIE-LAGRAVE et DEGUY).

A. G... soixante-douze ans. Cardiosclérose. Rhumatisme très ancien sans détermination au cœur. Éthylisme avoué. Insuffisance mitrale. Foie cardiaque. Rein scléreux. Dyspnée toxi-alimentaire.

Autopsie. — Épaississement péricardique.

Symphyse pleurale bilatérale, avec état extrêmement congestif des poumons.

Périhépatite, périsplénite intense..

OBSERVATION V

(Descorps, *Arch. gén. méd.*, 1898).

Rhumatisme à détermination endocardique à l'âge de quarante ans.

X..., quarante-six ans. — Insuffisance mitrale avec ascite, arythmie.

Autopsie. — Périhépatite, périsplénite. Plèvres très épaissies des deux côtés; plèvre viscérale, 5 millimètres d'épaisseur. Pas de tuberculose.

Robert, dans sa thèse, rapporte quelques observations du même genre.

Les cardiopathies artérielles, l'artériosclérose diffuse occasionnent la symphyse complète : celle-ci peut se développer primitivement, d'emblée, sous l'influence de la cardiopathie. L'adhérence peut être aussi secondaire à un épanchement développé sous l'influence de l'artériosclérose. L'adhérence totale se voit assez fréquemment (Robert).

OBSERVATION VI

(Huchard, Labadie-Lagrave, Deguy).

C. C..., soixante-trois ans. Artériosclérose. Dyspnée toxi-alimentaire sous forme d'asthme. Albumine. Guérison. Rechute. Néphrite chronique. Cardiopathie artérielle à forme arythmique. Albumine en grande abondance. Bronchite généralisée intense. Œdème des membres inférieurs très accentué. Facies bouffi. Paupières gonflées.

Autopsie. — Symphyse cardiaque totale.

Adhérences pleurales généralisées en avant des deux poumons. Symphyse pleurale totale et bilatérale. On déchire le parenchyme pulmonaire pour retirer les poumons de la cavit thoracique. Pneumonie pleurogène, début de dilatation bronchique. Pas de tuberculose. Reins de néphrite chronique. Périhépatite.

Les lésions rénales causent très fréquemment la symphyse pleurale surtout dans les formes graves (urémie, etc.). Voici deux observations empruntées encore au mémoire de Labadie-Lagrave.

OBSERVATION VII

N..., cinquante-sept ans. Urémie à forme mélancolique.

Autopsie. — Symphyse péricardique totale.

Symphyse totale des deux poumons, sans tuberculose, carnification et congestion.

Reins très altérés, kystiques.

OBSERVATION VIII

S..., Jeanne, vingt-quatre ans. Urémie comateuse.

Autopsie. — Épanchement pleural à droite, très abondant, quelques adhérences au sommet, pas de tuberculose.

A gauche, adhérences nombreuses, commencement de symphyse totale, surtout marquée dans la moitié inférieure, pas de tuberculose.

Péricardite fibrineuse.

Reins très atrophiés.

Les maladies générales, le paludisme (Sorel, trois fois sur dix autopsies de paludéens), le rhumatisme donnent lieu à la production d'adhérences. Les adhérences rhumatismales sont généralement des brides filamenteuses, isolées, souvent uniques, lâches, faciles à rompre. C'est un fait sur lequel M. le professeur Bondet insistait encore, il y a seulement quelques semaines, à l'occasion de l'autopsie d'un ancien rhumatisant, présentant une symphyse cardiaque et des adhérences pleurales. Celles-ci étaient assez étendues, minces, faciles à détacher du poumon. M. le professeur Bondet insistait sur ce fait que rarement le rhumatisme crée des symphyses épaisses, résistantes, scléreuses. Voici une observation où on retrouve les caractères que nous venons de décrire aux adhérences rhumatismales :

OBSERVATION IX
(Communiquée par M. le professeur agrégé Pic).

Rhumatisme ancien. — Néphrite.

G... Jean-Marie, quarante ans, manœuvre, salle Saint-Jean, 16. Entré le 2 août 1894.

Antécédents. — Rhumatisme, il y a dix ans, durée six mois.

Début de l'affection actuelle, il y a six mois : petits signes du brightisme, puis œdème, oppression, toux, dyspnée, etc.

Poumons. — Craquements humides, en avant, en arrière, au sommet droit ; aux deux bases, abolition des vibrations, matité, nombreux râles muqueux.

Hémoptysies, sueurs nocturnes, 36 respirations à la minute, pouls régulier, 100.

30 août. — Crise d'urémie, dyspnée, œdème, ventouses et saignée.

12 septembre. — Poumon droit : signes d'épanchement aux

deux tiers inférieurs, souffle pleurétique à la partie moyenne avec râles humides à la base, abolition des vibrations.

Poumon gauche : Râles sous-crépitants dans toute la hauteur, diminution du murmure vésiculaire, craquements.

Cœur : Pointe dans le sixième espace intercostal, galop tactile. Une thoracentèse permet de retirer 1.500 grammes de liquide.

25 septembre. — Aggravation de l'état du malade, augmentation de l'œdème, thoracentèse (1.800 grammes). Dyspnée, délire.

Mort 8 octobre.

Autopsie. — Plusieurs litres de liquide dans les plèvres, citrin, clair.

Poumon gauche : aucune adhérence.

Poumon droit : adhérence en un point limité, dans la gouttière costo-vertébrale à l'union du tiers supérieur avec les deux tiers inférieurs de la cage thoracique, au point même où pendant la vie on entendait certains bruits anormaux ; pas de tuberculose pulmonaire, ni œdème, ni congestion, pas de dépôt fibrineux sur la plèvre, ni d'atélectasie.

Péricarde : adhérences assez résistantes, exclusivement localisées au péricarde rétro-artériel.

Gros cœur avec insuffisance tricuspidienne. Athérome des valvules aortiques, plaques cartilaginiformes. Parois épaissies, surtout à gauche.

Reins : néphrite chronique; kystes urinaires, plusieurs vieux infarctus. Foie volumineux, un peu muscade. Rate ferme : quelques hémorragies.

Signalons enfin comme causes productrices d'adhérences, certaines cirrhoses atrophiques du foie (Sorel) : dernièrement on signalait, à la Société de biologie, le cas d'un malade, porteur d'une cholécystite et de lésions inflammatoires du foie, localisées à la face inférieure de cet organe, qui présentait des adhérences diaphragmatiques étendues.

Les inflammations spécifiques, qui peuvent s'accompagner de symphyse pleurale, sont surtout le cancer et la tuberculose.

Le cancer occasionne des adhérences assez fréquemment, surtout quand il se développe du côté du thorax ou à la partie supérieure de la cavité abdominale. Une malade, dont nous possédons l'observation, atteinte de cancer du sein droit, nous a présenté à l'autopsie une symphyse complète du poumon du même côté.

La tuberculose est de toutes les infections la cause la plus fréquente des adhérences pleurales. « Elles n'existent, dit Grisolle, aussi fréquemment dans aucune autre affection chronique. » Bayle, sur 38 phtisiques, note 29 fois des adhérences. « Rien n'était si commun que l'adhérence des poumons aux plèvres, au point que sur 112 individus, nous n'en avons trouvé qu'un seul dont les poumons fussent complètement libres dans toute leur étendue : dans 25 cas, les adhérences étaient lâches, faciles à rompre ; elles étaient peu étendues et unilatérales ; chez les autres malades, on constatait des adhérences universelles ou très étendues. » (Louis : *Traité sur la phtisie*.) Chez des sujets morts à la suite d'autres maladies chroniques, Louis ne constate les adhérences que 35 fois sur 110 sujets, proportion de beaucoup inférieure à celle observée chez les tuberculeux, « preuve nouvelle de l'influence du tubercule sur la production des adhérences ». Sur 67 observations d'adhérences pleurales que nous avons consultées, 55 fois la tuberculose était la cause de ces adhérences. Celles-ci sont donc bien intimement liées à l'évolution de la bacillose pulmonaire : « Elles sont en rapport par leur nombre, leur résistance avec l'altération du poumon et le degré auquel elle est parvenue : c'est ce qui explique pourquoi elles sont si épaisses et si dures au sommet, à tel point qu'il devient fréquemment impossible d'extraire le lobe supérieur autrement qu'en lambeaux. » (Grisolle.)

Nous avons été frappé, en lisant certains travaux sur les adhérences, de ce fait particulier : la plupart des auteurs, loin de voir dans les adhérences une réaction de défense de l'organisme, considèrent celles-ci comme pouvant occasionner chez le sujet qui en est porteur l'évolution de la tuberculose : c'est ainsi que nous trouvons signalés « le développement des tubercules pulmonaires » (Mora), « la granulie et la tuberculose du poumon atteint » (Lemardeley), « la pneumonie caséeuse, l'envahissement de l'organisme par la tuberculose (Thuvien) » parmi les complications des adhérences. C'est une erreur : l'adhérence pleurale est une conséquence de la tuberculose tout comme l'adénopathie trachéo-bronchique de l'enfant. Il n'y a pas en premier lieu, formation d'adhérences, puis évolution de la tuberculose chez le malade : il y a d'abord une infection par le bacille de Koch, puis production d'adhérences par processus de défense de l'organisme ; « Ce n'est pas l'inflammation soit aiguë, soit chronique de la plèvre qui occasionne les tubercules, mais une disposition particulière à la diathèse tuberculeuse générale ou locale. L'inflammation la plus longue ne suffit point sans cette disposition pour rendre le poumon tuberculeux et presque toujours quand il y a coïncidence de tubercules et de pleurésie chronique, l'affection tuberculeuse a précédé la maladie inflammatoire. » (Bayle : *Phtisie pulmonaire.*)

Au lieu de se localiser primitivement sur le poumon et la plèvre, la tuberculose peut atteindre plusieurs séreuses à la fois : c'est la tuberculose des séreuses, une périviscérite tuberculeuse, pour employer l'expression de Labadie-Lagrave et Deguy. En voici deux observations.

OBSERVATION X
(Communiquée par M. le professeur agrégé Pic).

Cataracte double. — Pneumonie droite en 1894. — Tumeur blanche du cou-de-pied droit. — Pleurésie gauche.

P..., Marie, soixante-dix-neuf ans. — Salle de Gondi, n° 10· Cataracte double, ayant débuté il y a une quinzaine d'années. Une pneumonie droite en 1894.

Tumeur blanche du cou-de-pied droit ayant débuté en août 1898.

6 juin 1899. — Depuis sept mois environ, la malade souffre beaucoup plus du cou-de-pied. Aggravation de l'état général. Elle doit garder le lit. Elle tousse constamment.

Depuis quinze jours, aggravation des phénomènes douloureux. Percussion en arrière et à droite : sonorité augmentée ; dans les deux tiers inférieurs à gauche, matité presque absolue comme une matité d'épanchement. Pas de flot, ni à une, ni à deux mains.

Auscultation. — A droite, respiration humée, prolongée ; à gauche, grande obscurité respiratoire. Respiration lointaine, voilée. Œgophonie très douteuse.

Cœur : Premier bruit sourd.

Mort le 19 novembre 1899.

Autopsie. — Cœur : Adhérence péricardique totale, on ne peut dissocier les deux feuillets qu'au tiers inférieur, dans la région de la pointe : surcharge adipeuse sous - épicardique. Insuffisance tricuspidienne à l'épeuve de l'eau. Valvules souples, aorte pavée, considérablement dilatée (8 centimètres de circonférence à un travers de doigt au-dessus de son orifice).

Poumons : Symphyse pleurale des deux côtés. A droite, aucune lésion. A gauche, le poumon est imperméable à l'air dans toute son étendue. Hépatisation du lobe supérieur avec granulations grises demi transparentes. Plèvre viscérale considérablement épaissie ; au sommet du poumon, aspect cartilaginiforme. Tubercules caséeux du sommet : lobe inférieur atteint de dilatations bronchiques qui lui donnent un aspect vermoulu, presque complètement carnifié.

Foie graisseux, foyer caséeux à la partie inférieure de la capsule de Glisson. Périsplénite. Rien aux reins.

OBSERVATION XI

(Communiquée par M. le professeur agrégé Pic).

Pleurésie hémorragique droite. — Autopsie. — Cirrhose de Laënnec. — Péritonite tuberculeuse. — Pleurésie hémorragique droite tuberculeuse. — Ascite.

D..., Pierre, cinquante-trois ans, mécanicien, salle Saint-Augustin, lit n° 30.

18 novembre 1900. — Alcoolisme prononcé. Début de la maladie actuelle, il y a deux mois, toux, douleurs dans le côté droit.

Actuellement grande dépression du malade. Respiration difficile. Toux quinteuse exaspérée quand le malade avale quelque aliment. Expectoration peu abondante, glaireuse, avec quelques points purulents.

Voussure à la base droite du thorax, avec matité et abolition des vibrations, obscurité respiratoire ; ni œgophonie, ni pectoriloquie aphohe.

Ventre volumineux, sonore, pas de matité dans les flancs.

Rien aux autres organes.

Thoracentèse. — 400 grammes de liquide hémorragique.

19 novembre. — Base droite, submatité, abolition des vibrations, flot : obscurité respiratoire et skodisme sous-claviculaire, augmentation des vibrations au sommet droit.

5 décembre. — Mêmes signes. Abdomen plus ballonné depuis deux ou trois jours. Flot net dans les flancs : petite quantité d'ascite.

18 décembre. — Ascite considérable. Mêmes signes d'épanchement à droite.

Mort le 26 décembre 1900.

Autopsie. — 27 décembre 1900. Cadavre nettement ictérique. Ascite ; œdème de la paroi abdominale antérieure, des membres inférieurs. Foie : petit, 800 grammes. Cirrhose de Laënnec. — Périhépatite.

Rate volumineuse diffluente. Péritoine : granulations fines, semi transparentes.

Cœur petit. Rien aux orifices, un peu d'athérome à l'origine de l'aorte.

Poumon gauche : Rien d'anormal.

Plèvre droite : Épanchement hémorragique. Séreuse extrêmement épaisse, recouverte de fausses membranes, symphyse en avant : en arrière, la symphyse ne débute guère qu'à la partie inférieure du lobe supérieur et remonte de là jusqu'au sommet. L'épanchement est contenu dans le sinus costo-diaphragmatique et dans la moitié inférieure et postérieure de la plèvre costo-pulmonaire : feuillet viscéral pleural est lui aussi très épaissi ; au-dessous de lui, zone pulmonaire dure, fibreuse avec des tubercules. Reins gros, décolorés.

Notons enfin que souvent des symphyses pleuro-viscérales (Grancher), quelquefois bilatérales, sont associées à des tuberculoses fibreuses à marche très lente, durant pendant des années ; dans ce cas encore, l'adhérence fait partie intégrante de ce que M. le professeur Bard appelle la *phtisie fibreuse* et qu'il a si bien étudiée dans sa thèse inaugurale. L'autopsie des malades révèle des lésions tellement anciennes et tellement étendues, que, pour un esprit non prévenu, il est impossible de dire quel a été le point de départ de cette tuberculose fibreuse.

Il y a quelquefois des cas où on rencontre à l'autopsie des adhérences, souvent considérables, chez des malades qui n'avaient jamais présenté pendant leur vie des lésions capables de les expliquer. « Si on relit le livre du professeur Grancher, on verra qu'en réalité des symphyses énormes évoluent presque sans histoire clinique et sans bruits stéthoscopiques alvéolaires anormaux. » (Péron.) Il n'est pas impossible que des pleurésies évoluent quelquefois sous des formes tellement atténuées, qu'elles ne donnent lien cliniquement à aucun symptôme appréciable. Sorel nous dit qu'il a constaté chez des pleurétiques la production des adhérences, du côté non malade, aussi bien que du côté de l'épanchement. Il y a d'autant plus de difficultés à indiquer la cause de l'adhérence que, même quand elle est connue, comme dans la tuberculose, il est quelquefois impossible de l'affirmer d'une manière certaine, faute de preuves. Péron ne nous dit-il pas que dans les coupes de vieilles adhérences, on ne rencontre pas de cellules géantes? S'il n'y a pas de lésions pulmonaires évidentes, on peut être embarrassé. En raison de l'ancienneté des lésions ou pour toute autre cause, la nature de l'adhérence ne peut être affirmée. Quelquefois le siège de la lésion peut donner des indications : ainsi des adhérences serrées du sommet, même s'il n'y a pas de lésions pulmonaires nettes, doivent faire penser à la tuberculose. Cependant, même dans ces cas, il faut être très prudent et très réservé.

Terminons en signalant une opinion originale de M. le médecin inspecteur Kelsch. — Chez certains sujets, on trouve en effet des adhérences pleurales très étendues et considérables, formées surtout de tissu conjonctif celluleux, plus ou moins lâche, sans lésions pulmonaires accentuées. — M. le médecin inspecteur Kelsch se demande s'il n'y aurait pas là une exagération d'un type normal chez certains individus, savoir l'hyperplasie du tissu conjonctif. C'est une hypothèse que son auteur vérifiera peut-être un jour, nous n'en doutons pas. M. le professeur Lacassagne nous soumettait, il y a quelques jours, l'idée suivante : L'alcool ne pourrait-il être une cause d'adhérences pleurales, soit en déterminant l'évolution de la tuberculose, soit en tant que poison sclérosant? Il y aurait là une série d'expériences à faire, intéressantes assurément, mais nous n'avons pas le temps nécessaire pour les mener à bien; aussi nous contentons-nous de signaler le fait, en souhaitant que l'expérimentation vienne le confirmer.

CHAPITRE IV

Nous étudierons successivement les symptômes auxquels donnent lieu les catégories d'adhérences que nous avons admises au chapitre premier. Ceci est bien un peu schématique, car on peut trouver chez le même malade la coexistence des trois variétés : nous maintiendrons cependant cette division pour la clarté de notre exposé.

Les symptômes des adhérences longues et filamenteuses sont assurément bien minimes : elles sont sans retentissement sur le jeu normal de la respiration ; pas de modifications dans l'ampliation thoracique, pas de déformation ; la mensuration, la percussion sont négatives, l'auscultation peut parfois faire entendre certains bruits anormaux, froissements, frottements, etc : d'autres fois, la diminution de l'expansion pulmonaire a mis sur la voie du diagnostic : c'est le cas de cette observation empruntée à Thuvien :

OBSERVATION XII

A. M..., vingt-huit ans, conducteur d'omnibus : abcès du foie d'origine très obscure.

Poumon droit : à la base, signes d'adhérences pleurales, diminution manifeste de l'expansion comparativement avec le côté opposé : inspiration brève, brusque, courte, avec bruits secs de moyen volume, s'échelonnant au fur et à mesure du déplissement pulmonaire.

Autopsie. — En dehors des lésions hépatiques et péritonéales peu intéressantes dans le cas présent, on trouve la base droite du poumon reliée au diaphragme et aux côtes, par des brides filamenteuses, allongées, radiées, nacrées, permettant un certain déplissement et un notable déplacement du poumon. Celui-ci, atélectasié, crépitant peu, surnage et peut être facilement insufflé.

Les adhérences courtes et serrées ont plus de retentissement sur l'état du poumon. Elles gênent l'expansion pulmonaire, le thorax se dilate moins qu'à l'état normal; si elles sont un peu étendues, elles donnent lieu à une légère déformation du thorax, à une rétraction des espaces intercostaux. La sonorité est rarement diminuée : il n'y a aucune différence appréciable à la percussion des deux côtés du thorax. L'auscultation nous indique que les bruits pulmonaires sont plus courts aux deux temps, plus rudes, ils ont perdu leur moelleux habituel pour prendre un timbre étouffé. On a constaté certains bruits surajoutés : froissements secs, fins ou moyens, sur l'origine desquels l'accord n'est pas unanime. Pour les uns, ce sont des bruits pleuraux ; pour d'autres, ils se passent en plein parenchyme pulmonaire. La coexistence de frottements secs avec une respiration saccadée a pu, dans certains cas, faire penser à la présence d'adhérences. Toutefois ces signes sont peu précis, peu significatifs. Les symptômes subjectifs sont plus réduits encore : pas de douleur, pas de dyspnée, santé encore florissante, au moins en apparence. Il faut recourir à des procédés d'exploration plus précis (radioscopie) pour faire un diagnostic.

Les symptômes des symphyses sont nombreux et importants. Nous diviserons leur étude en deux parties : 1° *symptômes objectifs*; 2° *symptômes subjectifs*.

1° *Les symptômes objectifs* se divisent en deux catégories : *signes intrinsèques, signes extrinsèques.*

A. *Signes intrinsèques.* — *L'inspection* permet de constater des déformations thoraciques, des atrophies musculaires, des déviations rachidiennes, un changement du rythme normal de la respiration.

Les déformations thoraciques d'origine pleurale se voient presque uniquement dans les cas de symphyse pleuro-pleurale. Elles ont été étudiées par Laënnec, avec une précision à laquelle on a peu ajouté : il a surtout étudié les rétrécissements de la poitrine à la suite des pleurésies : « Les sujets sont très reconnaissables même à leur conformation extérieure et à leur démarche : ils ont l'air penchés sur le côté affecté lors même qu'ils cherchent à se tenir droits, la différence des deux côtés est si frappante, qu'au premier coup d'œil, on la croirait beaucoup plus considérable qu'on ne la trouve en mesurant. Ce rétrécissement commence de très bonne heure, mais le plus souvent, il n'est appréciable qu'après plusieurs mois de maladie : quelquefois, le malade est depuis longtemps en état de convalescence, avant que ce rétrécissement soit tout à fait marqué. » Il s'observe aussi bien avec des membranes fibro-cartilagineuses qu'avec des adhérences cellulaires ; toutefois il est moins marqué dans ce cas : la durée de la maladie a quelque influence d'après Laënnec. Coïncidant avec ce rétrécissement, on observe le « rapprochement des côtes, l'abaissement de l'épaule, l'atrophie musculaire et les déviations verticales ».

On a expliqué cette rétraction thoracique, par l'action des adhérences agissant comme un tissu de cicatrice, par l'hypertrophie et la suppléance des muscles de la région supérieure du côté atteint ou des muscles du côté opposé (Potain, *Semaine médicale*, 1895).

Peyrot a constaté une déformation spéciale du thorax, à la suite de cette rétraction, déformation à laquelle il a donné le nom de *thorax oblique ovalaire*.

L'atrophie musculaire d'origine pleurale a été signalée une première fois par M. le professeur Lépine, en 1875 (deux cas, *Société médicale des hôpitaux*). Desplats, en 1885, a fait une communication à la même Société sur l'atrophie des muscles de l'épaule et du thorax chez d'anciens pleurétiques. En 1893, M. Lépine rapportait dans le *Lyon médical* cette intéressante observation :

OBSERVATION XIII

(*Lyon médical*, 24 décembre 1893.)

Atrophie du côté et du membre supérieur à la suite de pleurésie. — Parésie et anesthésie consécutives.

Malade, cinquante-neuf ans. Quatre atteintes de rhumatisme articulaire aigu, la troisième compliquée de pleurésie gauche, la quatrième d'endopéricardite.

Actuellement, aplatissement marqué de la moitié gauche du thorax qui a 4 cent. 1/2 de moins que l'hémithorax droit.

Atrophie de tous les muscles de l'épaule, particulièrement du deltoïde. Sans être manifestement atrophié, le reste du membre supérieur est affaibli et ne donne au dynamomètre que 25 au lieu de 60, à droite, mais on constate surtout une anesthésie avec athermesthésie de l'hémithorax gauche, de l'épaule et du membre supérieur. Pas de douleurs spontanées ou provoquées sur les trajets nerveux. Réflexes normaux, pas de zones hystérogènes, un peu de sensibilité toutefois à la pression de l'hypocondre droit et un léger malaise respiratoire et laryngé.

Parmi les muscles le plus souvent atteint , citons le deltoïde, le grand dentelé (Gouyou-Beauchamp, thèse Paris, 1879), le grand dorsal, les muscles du bras, le diaphragme, les intercostaux. La pathogénie de cette atrophie est encore entourée de beaucoup d'obscurités et difficile à résoudre (Lépine) : on admet soit des phénomènes de névrite, consécutifs à la pleurésie, soit une surcharge graisseuse (Potain) comme dans les muscles d'un membre atteint d'arthrite ou d'une lésion qui l'immobilise quelque temps.

Les déformations squelettiques portent généralement sur la colonne vertébrale ; elles se manifestent par une scoliose à convexité tournée du côté malade ; elles sont dues à l'action combinée des muscles et des adhérences.

OBSERVATION XIV

(Communiquée par M. le professeur agrégé Pic).

Tuberculose cavitaire des deux sommets. — Broncho-pneumonie tuberculeuse. — Vastes ulcérations de la base gauche. — Adhérences pleurales considérables surtout à gauche.

B..., Adèle, trente ans, modiste. Salle B. Teissier, n° 12.

26 octobre 1900. — Submatité du poumon droit, matité du sommet gauche, vibrations augmentées à droite, normales à gauche ; à droite souffle, bronchophonie, pectoriloquie aphone, retentissement de la toux, râles cavernuleux à gauche, gargouillements, souffle aux deux temps, gargouillement à timbre métallique quand la malade tousse.

22 décembre. — Fièvre hectique. Examen du thorax : *scoliose dorsale à convexité droite ;* aplatissement considérable de la base gauche, palpitation, frottements(?). Percussion : *matité plus considérable à la percussion faible qu'à la percussion forte,* sonorité augmentée à la partie moyenne, matité au sommet, vibrations normales à la partie moyenne, augmentées à la base et au sommet.

Gargouillement, bronchophonie, œgophonie, pectoriloquie aphone à la base, inspiration humée, expiration prolongée à la partie moyenne.

Au sommet, à droite, obscurité respiratoire, sibilances, craque·
ments humides dans la fosse sus-épineuse. Dyspnée intense.
Ongles cyanosés. A gauche, craquements.

Autopsie, 22 janvier 1901. — Ascite considérable, 3 à 4 litres
de liquide ; infiltration œdémateuse et épaississement du mésen-
tère : ganglions caséeux prévertébraux.

Foie : cirrhose tuberculeuse, parenchyme décoloré dans son
ensemble, aspect grenu.

Périhépatite très marquée, on enlève le diaphragme pour
pouvoir enlever le foie.

Rate volumineuse, périsplénite.

Cœur : dilatation tricuspidienne.

Poumon gauche : symphyse totale et serrée, parenchyme
dur, compact, surtout dans le lobe supérieur ; cavernes volumi-
neuses, infiltration caséeuse du lobe supérieur, lobe inférieur
caséifié.

Poumon droit : pas de symphyse, lobe supérieur compact, ne
crépite plus, caséification ; îlots de broncho-pneumonie tuberculeuse, parenchyme congestionné dans les lobes inférieurs.

Le signe du cordeau (Pitres) a une grande valeur
dans les changements de direction du sternum : le
côté affecté est facilement reconnu, par ce fait que
l'appendice xiphoïde est dévié de son côté.

Le changement du rythme normal de la respiration
dans les adhérences a fait l'objet des travaux du
professeur Jaccoud. Duménil, avant lui, avait déjà
insisté sur ce point (Congrès médico-chirurgical de
Rouen, 1863) ; il signalait comme symptôme caractéristique « un mouvement de retrait des côtes infé-
rieures pendant l'inspiration : il est quelquefois si
prononcé que quand il existe d'un seul côté, le thorax
paraît fortement projeté d'un côté à l'autre ». Jaccoud

a décrit dans divers articles une altération spéciale de la mobilité respiratoire : *le renversement du type normal de la respiration*. Pendant l'inspiration, on voit une dépression active des espaces intercostaux inférieurs, surtout à partir du septième ou du huitième (adhérences phréno-costales). En même temps, il y a traction des côtes elles-mêmes vers la ligne médiane; au moment de l'expiration, ampliation par retour des parties à leur situation normale. Du côté opposé du thorax, la respiration se fait à l'état ordinaire, s'il est libre d'adhérences. Il en résulte chez le malade *un mouvement de bascule*, caractéristique des adhérences, pour Jaccoud; ce signe existe aussi bien dans les symphyses antérieures que dans les postérieures : il est moins marqué dans ces dernières. Lestage, dans sa thèse (Bordeaux 1894-1895), rapporte une observation où ce mouvement de bascule était très net.

Nous avons pu observer, chez certains malades, une dépression inspiratoire, une rétraction thoracique, d'origine adhérentielle.

OBSERVATION XV

(Communiquée par M. le professeur agrégé Pic).

Phtisie pulmonaire subaiguë. — Adhérences pleurales aux bases.

C..., Marie, trente-trois ans, ménagère. Salle B. Teissier, n° 5. 11 décembre 1900. — Rougeole à quatre ans. Réglée à douze ans, régulièrement; pas d'alcoolisme. Mariée à dix-sept ans. Trois enfants vivants. A enduré beaucoup de privations, a souffert de la faim. Début il y a environ cinq mois, avec augmentation des symptômes, il y a deux mois. Toux. Hémoptysie. Dyspnée d'effort. Douleurs épigastriques.

Signes cavitaires au sommet droit (gargouillement, pot fêlé, voix caverneuse), moins accentués à gauche. Quelques frottements légers aux deux bases. Tachycardie, 140 à la minute.

12 décembre 1900. — *Aspiration inspiratoire des derniers espaces intercostaux des deux côtés.* Matité aux deux sommets. Timbre plus tympanique à droite qu'à gauche. Mêmes signes cavitaires.

11 janvier 1901. — Terminaison brusque que rien ne fait prévoir.

Autopsie, 12 janvier 1901. — Poumon droit : adhérences pleurales étendues, occupant la totalité de la surface du poumon ; elles ne peuvent être détachées qu'avec de grandes difficultés. Poumon augmenté de volume. Caverne volumineuse au sommet. Infiltration caséeuse ancienne du lobe moyen, nombreuses cavernules. Dilatation bronchique. Symphyse interlobaire. Caséification sans ramollissement du lobe inférieur.

Poumon gauche : adhérences aux deux tiers supérieurs détachées plus facilement qu'à droite, caséification en voie de ramollissement ; cavernules nombreuses.

Foie volumineux, gras, mou. Rate, cœur, reins : rien d'anormal.

Poussée péritonéale granulique récente.

OBSERVATION XVI

(Communiquée par M. le professeur agrégé Pic).

Tuberculose fibreuse avec poussée subaiguë.

L..., Jean-Marie, quarante ans, marchand ambulant. Salle Saint-Augustin, n° 45.

30 janvier 1901. — Rien d'intéressant dans ses antécédents, à part alcoolisme marqué (absinthe, liqueurs variées). Malade depuis deux ou trois ans. Arrêt du travail depuis huit mois ; oppression depuis quatre mois. Hémoptysie récente.

Malade amaigri. Doigts hippocratiques. Peau chaude. Pouls 100. Respiration précipitée, 36.

Aplatissement postérieur et élargissement transversal du thorax. Voussure et écartement des omoplates.

Induration du sommet droit (submatité, craquements); à gauche, obscurité respiratoire. Expectoration peu abondante, purulente; pas d'albumine. Mort le 7 février 1901.

Autopsie. — Poumon gauche: symphyse pleurale totale; les feuillets se détachent avec peine. Lobe supérieur, grosse caverne, plusieurs cavernules à paroi fibreuse; dans le reste du poumon, infiltration caséeuse, dilatation bronchique, cavernules, etc.

Poumon droit: symphyse moins serrée. Cavernes au sommet. Infiltration caséeuse étendue avec travées fibreuses; poussée granulique ultime à la base.

Cœur petit. Reins: poussée granulique. Rate augmentée de volume.

Le défaut de fonctionnement du diaphragme (adhérences phréno-costo-pulmonaires) occasionne quelquefois le type respiratoire de la femme, *le type costal supérieur;* c'est un bon signe d'adhérences.

On a encore donné d'autres signes constatables à la simple inspection: le professeur Lacassagne a parlé de la suppression de la respiration périnéale: chez un sujet normal, on constate, dans les fortes inspirations, une voussure du périnée, propagation directe des pressions exercées sur la masse abdominale par le diaphragme. Chez les sujets porteurs d'adhérences diaphragmatiques serrées, la fonction respiratoire de ce muscle n'existe plus, par conséquent les pressions abdominales sont par là même supprimées et la respiration périnéale fait défaut. Le

fait reste indubitablement, toutefois il est d'une cons·
tatation difficile, car il exige une certaine expérience
et il n'est pas encore entré dans la pratique (Combe,
thèse de Lyon, 1897-1898).

Signalons la diminution de l'expansion thoracique,
appréciable à la simple inspection, mieux perçue en
saisissant le thorax à pleines mains, pendant la respiration (Lasègue).

La *mensuration* vient dans certains cas confirmer
les résultats fournis par l'inspection. Elle permet de
constater une différence, de plusieurs centimètres
souvent, d'un côt éà l'autre. M. Kelsch recommande
le procédé suivant : il mesure le périmètre thoracique du sujet à l'état d'inspiration, puis d'expiration maxima : la différence entre ces deux états
doit être de 5 centimètres à l'état normal. Une
différence de 4 centimètres, 3 centimètres seulement,
doit faire considérer l'individu comme suspect d'adhérences, il n'a aucune autre cause de rétrécissement
thoracique.

Palpation. — Les vibrations sont normales ou
diminuées — normales quand la symphyse est peu
épaisse et ne gêne pas le jeu du poumon — diminuées dans le cas de symphyses épaisses, cartilaginiformes, qui étouffent les bruits du poumon. Elles
jouent le rôle d'une tenture, d'un tapis, elles empê-
chent les vibrations d'arriver jusqu'à la paroi, avec
leur timbre ordinaire et diminuent leur intensité.
Elles sont quelquefois abolies, ainsi que Jaccoud l'a
signalé (Symphyses phréno-costales, *Gazette des*

hôpitaux, 1892), mais *jamais elles ne sont exagé-
rées.*

La palpation a quelquefois permis de percevoir
directement des frottements assez forts au voisinage
des points symphysés.

M. le docteur Péhu a signalé dans le *Lyon médical*
(12 août 1900) le résultat de recherches personnelles
*sur l'hyperexcitabilité musculaire accompagnée d'un
degré plus ou moins avancé d'amyotrophie scapulo-
thoracique*, dans les altérations pleurales : il l'a constatée très fréquemment, quelle que soit la cause des
lésions. Le phénomène est plus marqué du côté où
prédominent les altérations de la plèvre : tous les
muscles peuvent être intéressés : cependant l'hyperexcitabilité peut prédominer sur un groupe musculaire ; elle serait due à une névrite dont on a constaté
l'examen anatomo-pathologique. C'est un bon signe
clinique, important pour le diagnostic.

Percussion. — La sonorité est normale dans
quelques cas. Plus fréquemment, elle est diminuée
ou augmentée. Les résultats varient d'ailleurs
suivant le mode de percussion. Au cours de la clinique
sur les adhérences pleurales faite l'année dernière
(mars 1902) pendant une suppléance de M. le professeur Bondet, M. Pic insistait sur la haute valeur
diagnostique du signe suivant : chez certains malades
porteurs d'adhérences, une percussion superficielle
donne de la matité, alors qu'une percussion profonde
donne au contraire de la sonorité, souvent même de
la sonorité exagérée, s'il y a de l'emphysème compen-

sateur, qui existe normalement avec les adhérences. Cette malade de l'observation XIV présentait nettement ce signe : il a été consigné au cours de l'observation clinique et a fait porter le diagnostic d'adhérences pleurales. Nous appelons donc l'attention, avec M. Pic, sur la valeur incontestable de ce symptôme : *discordance entre la matité à la percussion légère et la sonorité à la percussion profonde.*

La simple exagération de la sonorité à la percussion peut s'expliquer par le fait de l'emphysème sous-jacent aux adhérences; ou parce qu'elle se rencontre surtout (du moins dans nos observations) chez des tuberculeux cavitaires, dont les cavernes sont entourées d'une coque fibreuse épaisse d'adhérences, qui exagèrent la sonorité normale de ces cavités. Dans deux observations, nous avons trouvé cette exagération de la sonorité notée seule ; dans un autre cas, elle était associée à l'amphorisme; une autre fois, avec de l'obscurité du murmure vésiculaire.

OBSERVATION XVII

(Communiquée par M. le professeur agrégé Pic).

Tuberculose pulmonaire. — Excavation du sommet droit. Son tympanique. — Rétraction thoracique.

Ch..., Marie-Louise, vingt-cinq ans, giletière. Salle B. Teissier n° 11.

Un précédent séjour d'un mois à l'Hôtel-Dieu pour la même affection, du 18 avril au 22 mai 1900.

23 juillet 1900. — État général cachectique. Pâleur et maigreur très accusées : signes cavitaires aux deux sommets.

8 novembre. — En arrière à droite, *matité presque tympanique*, très aiguë au sommet ; à gauche, son tympanique sourd dans les deux tiers inférieurs. Signes cavitaires au sommet droit ; à gauche, *respiration supplémentaire*, pas de craquements.

En avant, *dépression de la fosse sous-claviculaire droite*, vibrations augmentées, signes cavitaires ; à gauche, quelques sibilances. Amaigrissement. Transpiration abondante.

26 novembre. — Point de côté à l'épine de l'omoplate gauche. Respiration soufflante à ce niveau avec sous-crépitants fins : au sommet gauche, râles cavernuleux.

Mort le 16 décembre 1900.

Autopsie. — Poumon droit : symphyse pleurale totale : feuillet unique très épaissi, envoyant dans le poumon de grosses travées fibreuses, symphyse interlobaire ; parenchyme pulmonaire induré et sclérosé. Cavités de volume moyen, surtout au sommet, elles sont vides et à parois assez dures.

Poumon gauche : adhérences pleurales étendues, mais assez lâches, infiltration caséeuse sans excavations, congestion du lobe inférieur.

Cœur, rien à noter. Foie gras ; rate volumineuse ; reins pâles.

OBSERVATION XVIII

(Communiquée par M. le professeur agrégé Pic).

Excavation tuberculeuse assez vaste aux deux sommets. — Ramollissement jusqu'à la partie moyenne des deux poumons. — Symphyse pleurale gauche. — Pneumonie ultime. — Autopsie confirmative.

S... Joseph, vingt-quatre ans, fabricant de cages.

24 juillet 1897. — Début il y a six mois ; pas d'hémoptysies ; perte de forces, sueurs abondantes nocturnes ; appétit conservé.

Poumons : *Sonorité plutôt exagérée, skodisme.* Respiration soufflante à timbre creux, amphorique dans la fosse sous-claviculaire gauche. Râles à timbre caverneux, humides ; à droite signes moins accentués.

Signes cavitaires au sommet gauche, à droite craquements : râles humides et sibilants dans la fosse sus-épineuse.

Toux fréquente, dyspnée vive, crachats muco-purulents.

Mort le 11 septembre 1897.

Autopsie. — Poumon gauche: symphyse pleurale totale, énorme cavité au sommet, du volume d'une orange, cavernules dans le reste du sommet, tubercules caséeux en voie de ramollissement.

Poumon droit: lésions moins avancées, cavernules au sommet: tout autour, tissu hépatisé. Broncho-pneumonie tuberculeuse.

Cœur hypertrophié. Rien d'anormal par ailleurs.

Dans le cas d'adhérences de l'hémithorax gauche, la percussion a quelquefois fait constater une augmentation d'étendue de l'espace de Traube (agrandissement du tympanisme) ; des adhérences en couche mince ont fixé le diaphragme trop haut (Jaccoud), elles ont remonté les insertions de ce muscle : cette disposition anormale du diaphragme est une source de dangers, si on n'en fait pas le diagnostic. Voici une observation où ce symptôme est noté :

OBSERVATION XIX

(Communiquée par M. le professeur agrégé Pic).

Varices. — Névropathie. — Cancer utérin à généralisation péritonéale. — Ascite. — Œdème des membres inférieurs probablement par compression veineuse.

G..., Caroline, cinquante-six ans, lingère, salle Sainte-Clotilde, lit 33.

13 novembre 1897. — Antécédents sans intérêt. Réglée à seize ans, régulièrement. Célibataire. Ménopause à quarante et un ans. A subi des privations pour vivre.

29 novembre 1898. — Varices aux membres inférieurs. Bronchite au poumon droit. Amaigrissement. État général médiocre.

9 septembre 1899. — Cachexie de la malade. Enflure du ventre depuis quinze jours; depuis huit jours troubles digestifs (anorexie, dégoût pour la viande, la graisse, constipation), douleur à l'épigastre, sans tumeur.

Ventre ballonné, flot ascitique net, œdème très accentué des membres inférieurs. Toucher vaginal impossible (hymen). Toucher rectal : tumeur utérine, bosselée, dure, faisant saillie dans le rectum. Pas de pertes. Un peu de dyspnée.

A la base gauche, augmentation de l'espace de Traube, dépression des espaces intercostaux, un peu de matité sans flot. Obscurité du murmure vésiculaire. Un peu de souffle, sans œgophonie.

Pas d'albumine, pas d'ictère, pas de température.

Mort le 19 novembre 1899.

Autopsie 21 novembre 1899. — Poumon gauche, 520 grammes, augmenté de volume, congestionné, œdémateux dans toute sa hauteur. Adhérences pleurales lâches.

Poumon droit, 350 grammes, un peu congestionné.

Cœur, foie, rate, reins : Rien d'anormal.

Abdomen : Anneau cancéreux au niveau du tiers externe de l'estomac, ulcéré, végétant, à bords surélevés, étendu en forme de demi-cercle, laissant intacte la face antérieure; noyaux de dégénérescence au niveau de l'épiploon, du cæcum, etc. Ancien fibrome utérin dégénéré; péritonite purulente, ascite huit à dix litres.

La mort a été hâtée certainement par les adhérences pleurales gauches, qui, occasionnant un œdème aigu du poumon, ont provoqué une syncope mortelle.

L'augmentation de l'espace de Traube s'accompagne, dans cette observation, de dépression thoracique et de matité sans flot. La pleurésie s'accompagne également de matité, mais on a en même temps la sensation du flot. *Cette absence du flot* est un excellent signe diagnostique des adhérences pleurales, joint aux autres symptômes. Nous avons très souvent entendu M. Pic insister sur l'importance de cette sensation de flot dans la pleurésie ; depuis fort longtemps il recherche ce symptôme systématiquement chez les pleurétiques et il a pu se rendre compte qu'il fait rarement défaut. M. le professeur R. Tripier a appelé, lui aussi, l'attention des cliniciens sur sa valeur, dans un mémoire connu. M. le D' Mouisset, médecin des hôpitaux de Lyon, en a fait le sujet de sa thèse inaugurale ; c'est donc un symptôme d'une réelle valeur, et il fait partie des signes physiques de la pleurésie au même titre que l'œgophonie, l'absence des vibrations, l'absence du murmure vésiculaire, etc. Dans le cas d'adhérences pleurales, si on rencontre à la fois sur le malade la matité et l'absence du flot, on peut affirmer l'absence d'épanchement ; jamais la symphyse pleurale ne donnera cette sensation, nous insistons donc, avec M. le professeur agrégé Pic, sur la valeur réelle et incontestable de la sensation de flot, dans le diagnostic d'un épanchement ou d'une symphyse pleurale.

La percussion peut, à l'inverse du fait précédent (augmentation de sonorité de l'espace de Traube), nous démontrer la disparition totale de la sonorité de l'espace semi-lunaire ; et cela en l'absence d'épanchement : ceci est dû à des adhérences épaisses, serrées, étendues du diaphragme aux côtes (Jaccoud). Le diagnostic de cette variété d'adhérences est souvent fort délicat : les symptômes sont également ceux d'une pleurésie : matité, abolition des vibrations, absence du murmure vésiculaire ; le diagnostic peut cependant être fait par l'altération de la mobilité respiratoire du côté gauche, le mouvement de bascule du professeur Jaccoud. On pourrait encore rechercher le flot pleurétique, si l'épanchement était abondant.

Nous avons entendu M. le Dr Bouveret, médecin des hôpitaux, insister sur un signe qu'il considère comme important : la diminution d'étendue de la matité hépatique dans les adhérences pleurales droites. Joint aux autres signes cliniques, ce symptôme aurait une grande importance diagnostique.

Signalons, avant de passer au paragraphe suivant, l'importance des schémas du professeur Grancher. Dans les symphyses pleuro-viscérales, il admet le schéma :

$$S \; — $$
$$P \; — $$
$$R \; — $$

Inc. thoracique $+$

Dans ce cas, le poumon, bridé par des adhérences inextensibles, fait des efforts considérables pour arriver à vaincre la résistance qu'elles lui opposent, mais sans pouvoir réussir. Avec une symphyse pleuro-pleurale, le vide pleural n'existe plus ; il est

supprimé par le fait de la soudure des deux plèvres ;
le poumon est étroitement uni à la cage thoracique
sur laquelle il ne peut plus glisser : aussi le poumon
n'a qu'une incursion thoracique très limitée : Grancher dans ce cas a admis le schéma :

$$S —$$
$$P —$$
$$R —$$
Inc. thoracique —

Cette remarque a son importance au point de vue
du diagnostic des deux variétés de symphyse.

Auscultation. — Le murmure vésiculaire peut être
diminué d'intensité : l'oreille ne le perçoit que faible
et lointain. Jaccoud appelle *respiration faible dis-
cordante*, la coexistence d'une respiration faible,
étouffée, avec une ampliation thoracique développée
ou exagérée. C'est pour lui un excellent signe de
symphyse pleuro-viscérale.

Le murmure vésiculaire est, dans d'autres cas, en
retard sur l'ampliation thoracique, celle-ci étant déjà
presque complète que le murmure tarde encore à se
manifester. On a noté en outre l'obscurité du murmure vésiculaire, l'adhérence épaisse étouffe une
partiedes bruits respiratoires. L'inspiration est rude,
saccadée, humée ; l'expiration brève et courte,
quelquefois silencieuse et soufflante.

Des bruits anormaux, frottements, froissements,
craquements, se rencontrent également avec de gros

ràles sous-crépitants, des frottements ; des bruits d'une signification plus précise sont signalés dans quelques observations (cuir neuf).

OBSERVATION XX

(LEMARDELEY, thèse Paris, 1874).

T..., quarante-deux ans, maçon. Pleurésie gauche il y a deux ans. Depuis six mois, tousse ; sueurs, diarrhées, vomiques matinales ; douleur dans le côté droit.

Submatité aux deux sommets : craquements humides, signes cavitaires. Rétraction du côté. Vibrations diminuées, submatité dans l'aisselle du même côté. *Bruits de cuir neuf à la partie moyenne* de la poitrine à gauche ; *frottements rudes à la partie inférieure.* Mort par granulie.

Autopsie. — Granulations récentes des deux poumons. Tubercules anciens, cavernes en voie de formation, adhérences intimes du poumon droit du sommet à la base. Pleurite interlobaire. Poumon gauche : *fausses membranes très adhérentes, mais permettant un certain jeu de la plèvre,* plaques d'aspect cartilaginiforme.

OBSERVATION XXI (LEMARDELEY)

D..., vingt-deux ans, chemisière. Bronchite, grossesse ; depuis quatre mois malade : pleurésie adhésive : submatité aux deux sommets, surtout à droite ; gargouillement à gauche. *Bruit de cuir neuf dans la région précordiale, cessant et reprenant avec la respiration.*

Autopsie. — Adhérences aux deux sommets, précardiaques, présternales.

Nous avons noté la production du bruit de clapet chez un malade dont nous donnerons plus loin l'observation (observation XXII).

Ces signes sont toutefois très inconstants, d'un diagnostic et d'une interprétation difficile ; leur valeur absolue est peu considérable ; à eux seuls, ils sont impuissants à faire établir le diagnostic.

Radioscopie. — A l'examen radioscopique, on constate, dans les adhérences de nouvelle formation, un état trouble plus ou moins généralisé du poumon malade, avec opacités diffuses, correspondant aux endroits où se forme la symphyse. Cet état trouble est pour M. le médecin-major Bernard caractéristique de la pleurite adhésive, première étape dans beaucoup de cas de l'adhérence. Dans un travail récemment publié, M. le médecin-major Bernard insiste sur l'insuffisance des moyens ordinaires d'exploration, pour déceler cette symphyse au début : chez les quatre malades dont il a publié l'observation, il n'a trouvé qu'un peu de submatité, de la diminution du murmure vésiculaire, et une fois de fines crépitations très clairsemées. Nous insistons sur la nécessité de pratiquer l'examen radioscopique chez des malades « qu'aucune raison clinique ne permet de considérer comme bacillisés, mais déjà cependant porteurs d'un sommet infecté ». La radioscopie permit de constater chez eux, outre cet état trouble et ces opacités, une immobilisation du diaphragme dans trois cas, contrastant avec la transparence absolue et les mouvements normaux du côté sain.

Chez un de ces malades, l'examen radioscopique, fait deux fois à une année d'intervalle, permit de constater lors du deuxième examen, une diminution de l'opacité constatée tout d'abord, comme si les adhérences avaient subi un processus régressif. Les opacités sont limitées aux points d'adhérence, leurs contours sont flous, indécis, se confondant peu à peu avec les parties transparentes : elles sont ordinairement d'une teinte uniforme. Quant à l'immobilisation du diaphragme, elle est due aux adhérences qui le fixent au poumon et aux côtes. On a noté en outre, chez d'autres malades, une petitesse d'amplitude du côté symphysé, n'atteignant que la moitié ou le quart de celle du côté sain. De plus l'œil saisit nettement comme une sorte d'hésitation à chaque temps de la respiration, un certain retard des mouvements sur ceux du côté opposé. Dans un article de la *Presse médicale* (juin 1897), Millian admet les mêmes signes radioscopiques et publie une observation absolument confirmative. Au point de vue diagnostique, il n'y a guère de confusion à faire avec d'autres affections, leurs signes cliniques, plus nets que ceux des adhérences, seront là pour guider le clinicien.

La radiographie peut nous montrer, sur l'épreuve, photographique, un état moiré avec zones alternativement plus claires et plus foncées, caractéristique, pour le Dr Destot, des adhérences de la plèvre. Elle peut nous faire constater en outre, comme la radioscopie, des déplacements d'organes, dont nous ferons l'étude au chapitre suivant.

B. *Signes extrinsèques.* — Le *cœur* est souvent immobilisé dans les adhérences étendues. Il peut s'agir d'adhérences unissant la face externe du feuillet pariétal du péricarde, aux poumons, à la cage thoracique, etc. (médiastino-péricardite, obs. XXIII, XXIV, XXX, etc.); elles se traduisent *par l'immobilité de la matité précordiale à la percussion :* c'est un fait analogue à *l'immobilité des limites de sonorité du poumon,* immobilité qu'on constate surtout en avant à la limite de matité du cœur, aux bases, au niveau des sinus costo-diaphragmatiques. Le poumon, du fait des adhérences, a perdu toute mobilité sur la surface interne de la cage thoracique, qu'on le percute à l'état d'inspiration maxima ou d'expiration complète, ses limites de percussion restent fixes et immuables : c'est un signe clinique important pour le diagnostic (Pic). Le même phénomène s'observe pour le cœur : quelle que soit la situation du malade, dans la symphyse pleuro-péricardique, les limites de matité cardiaque ne changent pas ; le siège de la pointe ne varie pas dans les déplacements du sujet, *l'immobilité de la matité* est constante. Nous avons entendu plusieurs fois, particulièrement à propos d'un des malades dont nous donnons l'observation ci-dessous, M. le professeur agrégé Pic insister sur la valeur capitale de ce dernier symptôme : nous l'avons vu rechercher son existence en clinique, par un procédé qu'il préconise et qu'il met depuis longtemps en pratique, « la percussion avec dépression latérale » (Pic et Varcy, *Société des sciences médicales de Lyon,* juillet 1899. Vayrat, thèse de Lyon,

1899). Par ce procédé, il a pu se convaincre que
« l'invariabilité des limites de la matité cardiaque
est un fait qui plaide en faveur d'adhérences pathologiques, maintenant le cœur fixé dans une situation anormale ».

Voici une observation où on note cette immobilité
de la matité.

OBSERVATION XXII

(Communiquée par M. le professeur agrégé Pic).

*Tuberculose chronique ulcéreuse du sommet gauche. —
Broncho-pneumonie de la base du même côté.*

R..., Jean, quarante-quatre ans, voiturier, salle Saint-Augustin, lit nᵒ 18.

27 décembre 1900. — Un peu d'alcoolisme. Il y a trois mois, a
commencé à maigrir ; perte d'appétit, toux : hémoptysie abondante, il y a deux mois : aggravation. Expectoration purulente.

Poumon gauche : signes d'induration et de ramollissement,
(pot fêlé, matité, souffle amphorique, gargouillement).

Cœur : Pointe : cinquième espace gauche, sur la ligne mame-
lonnaire, un peu au-dessus du mamelon. *Le siège de la pointe
ne varie pas dans les déplacements du malade ; la limite de
matité est invariable.*

Dédoublement momentané du deuxième bruit ; pouls petit ;
doigts hippocratiques.

28 décembre. — Matité au sommet droit, quelques craquements humides.

À gauche : Souffle creux avec *bruit de clapet*, pendant les
efforts de toux, souffle amphorique, en avant et à gauche dans
la portion externe de la fosse sous-claviculaire. Crachats num-
mulaires. Température élevée.

29 décembre. — La matité précordiale relative ne bouge absolument pas dans les changements d'attitude ; mouvement de roulis du cœur dans la région de la pointe. Dépression des espaces intercostaux dans les deux régions sous-claviculaires

Autopsie, 18 janvier 1901. — Poumon gauche ; symphyse pleurale généralisée : infiltration caséeuse du sommet à la base, excavation volumineuse au sommet. Cavernules disséminées dans le reste du parenchyme.

Poumon droit : lobe supérieur presque entièrement caséifié ; cavernes spacieuses ; lésions fibreuses anciennes.

Cœur : Pas d'hypertrophie marquée du cœur droit ; rien aux valvules ; plaques gélatiniformes de l'aorte.

Nous rapportons deux autres observations où le *non-déplacement de la matité cardiaque* a été noté.

OBSERVATION XXIII (résumée)

(Communiquée par M. le professeur agrégé Pic).

Athérome. — Emphysème. — Bronchite chronique.
Symphyse du péricarde.

C..., Michel, quatre-vingt-un ans, tisseur, salle Sainte Jeanne, n° 21.

20 novembre 1898. — Signes d'emphysème du sommet gauche.

Cœur : pointe difficile à percevoir : dans le cinquième espace au-dessous et en dehors du mamelon ; un peu de retrait systolique de la pointe, sans ondulation précordiale. Rythme un peu pendulaire. Retentissement diastolique du deuxième bruit à la base.

La percussion avec dépression latérale donne une augmentation en masse de la matité précordiale relative : elle paraît porter sur deux dimensions :

1° Dimension transversale vers la base ;

2° Dimension longitudinale du ventricule gauche.

La matité absolue paraît aussi augmentée d'étendue au siège de la pointe : les limites de matité ne varient pas suivant les changements d'attitude du malade : extrémités cyanosées.

10 octobre 1899. — Pneumonie ultime du côté gauche.

Autopsie, 14 octobre 1899. — Vérification du tracé pleximétrique. Médiastino-péricardite évidente. Péricarde très adhérent.

Athérome sus-aortique ; pas de lésions valvulaires du cœur.

Poumon gauche : Adhérences pleurales très marquées et très étendues. Tubercules du sommet. Hépatisation grise de la base.

Poumon droit : Emphysème. Œdème pulmonaire très marqué.

Ramollissement cérébral.

OBSERVATION XXIV (Résumée)

(Communiquée par le professeur agrégé Pic).

Rhumatisme chronique. — Athérome généralisé.
Bredouillement. — Autopsie.

Louis G..., soixante-dix-huit ans, bourrelier. Salle Jacquard, lit n° 10.

Ankylose double des deux hanches. Mains présentant des lésions de rhumatisme chronique (déformations).

Cœur : Pointe à peine perçue. Rien aux poumons. Pas d'albuminurie.

16 décembre 1898. — *Matité précordiale, délimitée par la percussion avec dépression latérale, est augmentée dans sa partie inférieure ;* elle a dans son ensemble une forme vaguement quadrangulaire. *Ses limites paraissent invariables.*

Pouls très faible.

Induration tuberculeuse du sommet gauche. Température élevée.

Autopsie, 4 janvier 1899. — Poumon gauche (320 grammes) : *Languette s'avançant au devant de la région précordiale, adhérente à la face externe du péricarde.*

Quatre à cinq tubercules disséminés dans le parenchyme. Emphysème pulmonaire.

Poumon droit (740 grammes) : Adhérence totale des deux feuillets pleuraux. Épaississement de la séreuse, même dans les sillons interlobaires ; au niveau du lobe supérieur, pneumonie lobulaire, hépatisation rouge festonnée.

Cœur : Athérome de l'aorte descendante et thoracique. Ossification de la partie inférieure des nids de pigeon. Insuffisance mitrale légère.

Foie et reins cardiaques. Rate chondriforme.

Le cœur peut encore être déplacé et rester fixé dans une position anormale, du fait des adhérences pleurales ; notre camarade, le Dr Alaux, dans sa thèse inaugurale (*Contribution à l'étude clinique et anatomo-pathologique des dextrocardies sans hétérotaxie,* Lyon, 1902) a étudié la cause et le mécanisme des déplacements du cœur, d'origine pleurale ; les adhérences du poumon droit et la sclérose pulmonaire qui leur succède sont une cause de dextrocardie, les brides fibreuses rétractiles attirent l'organe et le fixent dans sa nouvelle situation ; l'ectopie cardiaque d'origine adhérentielle est en effet très fréquemment la dextrocardie. L'action des adhérences est souvent facilitée par la présence d'un épanchement pleural, d'une pneumonie gauches qui refoulent le cœur. Celui-ci est maintenu dans sa nouvelle position par des adhérences pleuro-péricardiques ; le cœur est ordinairement déplacé en masse, parallèlement à son axe (Bard). D'autres fois, on constate seulement *une médiocardie*, le cœur n'a pas été complètement refoulé à droite : c'est le cas de la malade dont nous reproduisons la radiographie.

L'inspection permet de constater assez souvent une ondulation de la paroi, un déplacement du siège de la pointe ; la percussion avec dépression latérale montre, outre la fixité de la matité précordiale, sa situation anormale, correspondant avec le déplacement du cœur ; l'examen radioscopique fait constater d'abord ce déplacement, médiocardie ou dextrocardie, ensuite *la fixité de l'ombre du cœur*, soit pendant la révolution cardiaque, soit dans les divers mouvements du malade, ce qui indique que le cœur est bridé par les adhérences. On trouvera dans la thèse du Dr Alaux des observations de dextrocardie d'origine adhérentielle ; Sorel en 1883 (*Union médicale*) en rapportait un cas ; M. le professeur agrégé Pic nous en a donné une observation très importante, que nous reproduisons :

OBSERVATION XXV

(Hospice du Perron. Salle Sainte-Jeanne. Service de
M. le professeur agrégé Pic.)

*Ectopie cardiaque, consécutive à une sclérose bacillaire
du poumon droit. — Autopsie.*

Antécédents héréditaires. — Père mort de dysenterie à soixante-quatre ans.

Mère morte avec hémiplégie gauche survenue à cinquante-deux ans.

*Radiographie du Dr Destot, communiquée par M. le professeur agrégé Pic
Clotilde D..., quarante et un ans. Salle B. Teissier, n° 13. Adhérences pleurales. —
État moiré de la photographie, caractéristique, pour le Dr Destot, des adhérences.
— Médiocardie. — On distingue, sur l'image, le sillon interauriculo-ventriculaire.*

Trois frères et une sœur.

La sœur est morte à dix-neuf ans. Elle présentait des crises convulsives, sur la nature desquelles on ne peut être fixé. Deux frères morts d'affection inconnue.

Un frère encore vivant et bien portant.

Antécédents personnels. — Bonne santé durant toute sa jeunesse. Variole à l'âge de quatre ans. Conjonctivite prolongée de trois ans, jusqu'à l'âge de neuf ans. Un peu d'alcoolisme dans son adolescence.

Pas de syphilis.

Marié à l'âge de trente-cinq ans, a eu cinq enfants (à signaler un avortement à six mois). Deux enfants morts, l'un de la diphtérie, l'autre en nourrice, en bas âge. Des deux vivants, l'un est d'apparence chétive, l'autre se porte bien. Le malade exerce son métier de tisseur jusqu'à l'âge de cinquante ans.

Mais souffre beaucoup de la misère et des privations. Sa vue s'affaiblit du côté droit surtout.

Il cesse d'être tisseur pour travailler la terre. La situation matérielle devient encore plus précaire.

En 1890-1891, à l'âge de cinquante-neuf ans, le malade contracte l'influenza et entre à la Croix-Rousse, dans le service de M. Chappet. Un mois et demi après, il peut reprendre péniblement son travail. Il commence à tousser.

En août 1896, le malade est pris de malaises généraux, d'une toux intense et opiniâtre, avec expectoration fréquente, d'une anorexie marquée. Il rentre de nouveau dans le service de M. Chappet, où il reste jusqu'au 30 octobre, époque à laquelle il rentre à Longchêne.

Séjour de huit mois à Longchêne.

Mai 1897. — *Examen à Longchêne :* L'état s'est amélioré. La toux a diminué, l'essoufflement est moins pénible, les palpitations ont disparu, de temps en temps douleurs irradiées siégeant à gauche du sternum.

Pouls régulier. Les pulsations sont égales.

Quatre-vingts pulsations par minute.

Cœur : L'inspection ne révèle ni voussure, ni zone de battements.

La percussion montre que tout le côté gauche est sonore. A droite, zone de matité rappelant celle du cœur dont les limites sont invariables.

La palpation fait percevoir des battements diffus plus nets à l'appendice xiphoïde. A ce niveau, qui correspond à la pointe, la main perçoit une expansion plutôt qu'un choc proprement dit.

A l'auscultation le maximum des bruits est perçu à l'appendice xiphoïde. A ce niveau, le premier bruit est intense, le deuxième bruit est faible. Dans le deuxième espace intercostal droit, le deuxième bruit est plus intense, mais on ne perçoit pas en ce point le choc diastolique de Friederich Rondet.

Poumon : Diminution de la sonorité au sommet droit. Pas de bruits anormaux. Urines claires. Sans albumine ni sucre.

Novembre 1897. — *Examen au Perron.* — Cœur : Pointe bat à l'appendice xiphoïde. On perçoit le claquement sigmoïdien dans le deuxième espace intercostal droit, à un travers de doigt du bord droit du sternum. La matité précordiale est à la fois médiane et droite. Elle a une forme allongée. La situation du cœur paraît rétro-sternale, l'axe étant oblique de haut en bas, et de droite à gauche. La limite inférieure de la matité se confond avec celle de la matité hépatique ; les limites ne semblent pas varier avec les changements de position.

Poumons : *Périmètre thoracique :*

A gauche = 39 cm. 5.
A droite = 41 cm. 5.

Au sommet droit, submatité, exagération des vibrations. On perçoit des craquements dans la fosse sus-épineuse ; dans la sous-claviculaire ils existent encore, mais sont moins nombreux.

On soumet le malade à des injections de tuberculine de févri à avril 1898. Peu de réaction locale. Augmentation de 1 kil. comme poids.

1ᵉʳ novembre 1898. — Quelques douleurs rhumatismales irradiées dans les articulations de l'épaule. Signes d'une paralysie du grand dentelé du côté droit.

25 juin 1899. — Mêmes signes d'induration du sommet droit. Pas de modifications au niveau du cœur.

23 août 1900. — Induration marquée du sommet droit. A gauche, matité très prononcée. Le malade accuse de ce côté un point très douloureux.

27 avril. — A droite, au sommet, matité manifeste à la percussion, en avant, dans la fosse sous-claviculaire, ainsi qu'en arrière dans les fosses sus et sous-épineuse.

Résistance au doigt. A l'auscultation, on trouve une respiration bruyante, sonore. L'inspiration est soufflante, humée. Bronchophonie. Quand on fait tousser le malade, on perçoit très nettement, après la toux, des crépitations sèches et humides.

En somme, induration très prononcée du sommet droit. Dans le reste du poumon droit, la sonorité est à peu près normale. A l'auscultation, on entend disséminés çà et là quelques râles de congestion. La tonalité de la respiration est plus élevée que normalement. La voix chuchotée est amplifiée.

A gauche. — En arrière, au sommet, submatité légère. A l'auscultation, quelques crépitations discrètes après la toux.

Dans le reste du poumon, matité complète et presque totale, sauf en avant, au niveau des troisième et quatrième premiers espaces, où l'on note, au contraire, du skodisme. La sonorité de l'espace de Traube a disparu.

A la palpation, abolition à peu près complète des vibrations thoraciques. Amplification manifeste du côté gauche du thorax qui, à l'amplexion bimanuelle, l'emporte notablement sur le côté droit. Le signe du cordeau de Pitres montre la déviation à gauche de l'appendice xiphoïde.

En arrière, un peu au-dessus de la pointe de l'omoplate, on perçoit un souffle léger et l'on note en même temps de l'égophonie et de la pectoriloquie aphone.

Avec les deux mains, on obtient facilement la sensation de flot.

Le cœur est situé à droite. On sent les battements de la pointe à l'extrémité sternale du cinquième espace intercostal droit. Dans le deuxième espace droit, à quatre centimètres du sternum environ, on perçoit nettement à la palpation le claquement de fermeture des valvules sigmoïdes. De temps en temps il y a, à ce niveau, comme une dépression, comme une aspiration de la paroi.

La matité précordiale paraît notablement augmentée.

A l'auscultation, les bruits sont bien frappés, l'on ne perçoit pas de bruits anormaux.

29 août. — Ponction exploratrice.

31 août. — Ponction avec le Potain, on retire 1.100 grammes de liquide verdâtre moussant facilement.

5 septembre 1... — A l'examen des poumons, on ne constate plus qu'un peu de submatité. Des frottements à la base gauche, mais plus de signes d'épanchement. Le malade se plaint du bras gauche.

A l'examen, teinte rouge vineuse, cyanotique. Température périphérique élevée. Engorgement des ganglions de l'aisselle et de la région claviculaire à gauche.

20 septembre. — Toux intense. Dyspnée.

En arrière et à gauche ne subsiste, comme vestiges de l'épanchement, qu'un peu de submatité. Diminution des vibrations, plus de souffle ni d'œgophonie. En revanche, au sommet droit, on constate, au niveau des fosses sus et sous-épineuse, de la matité, de l'exagération légère des vibrations, souffle aux deux temps, du retentissement de la voix et de la toux, celle-ci prenant un timbre métallique, quasi amphorique et faisant éclater, au moment de l'effort inspiratoire qui la précède, des bulles de râles métalliques. L'expectoration est muco-purulente avec stries sanguines.

Persistance de l'engorgement ganglionnaire au niveau du sterno-cléido mastoïdien gauche.

30 octobre. — Œdème prétibial à gauche. Douleur dans la continuité du membre. Douleur à la palpation sur le trajet de la saphène interne.

27 novembre. — Mort.

La radiographie présentée par M. le professeur agrégé Pic, à la séance du 23 juin 1897 (Société des sciences médicales), montre :

Au niveau de la région sternale, une ombre sensiblement verticale, tandis que la région précordiale habituelle est restée claire.

A l'examen direct, à l'aide de l'écran, cette ombre est pulsatile. Il s'agit donc du cœur, mais les limites de cette ombre sont très estompées, et la recherche précise du siège respectif de la pointe et de la base, ainsi que de la direction de l'axe du cœur, semble impossible par ce procédé.

Autopsie. — A l'ouverture du thorax, on voit que le cœur, comme l'indique le tracé, n'a point modifié la direction de son axe. La pointe ne dépasse pas le bord droit du sternum. Le péricarde n'a point contracté d'adhérences qui l'unissent à la paroi thoracique.

Le péricarde et la plèvre médiastine sont intimement accolés.

Le péricarde ne contient pas de liquide. Les plèvres au sommet droit sont unies à la cage thoracique par des adhérences solides, qu'il faut sculpter pour dégager le poumon.

Ces adhérences existent sur le reste de la surface pleurale des deux côtés, surtout à la base du poumon gauche, mais sont moins résistantes. On le décolle à la main.

A droite, symphyse pleurale complète. Les deux plèvres unies forment au poumon une coque de plus d'un centimètre.

Lobe supérieur du poumon droit résistant à la coupe, formé de tissu scléreux creusé de deux cavernes, situées l'une en avant, l'autre en arrière à la paroi fibreuse, remplies de matières caséeuses.

Au sommet gauche, noyaux cicatrisés de tuberculose ancienne. Emphysème.

L'auscultation du cœur a permis dans certaines observations de constater un dédoublement momentané du deuxième bruit, dû sans doute à la symphyse du péricarde (obs. XXII).

Le Dr Duponchel, médecin-major de l'armée, a publié récemment (*Archives de médecine et de pharmacie militaires*, octobre 1900) une communication *sur les souffles cardiaques d'origine adhérentielle:* ces souffles se produisent dans le cœur lui-même et le plus souvent dans l'artère pulmonaire : ils seraient dus à des adhérences pleuro-péricardiques ; ils ressemblent comme siège, caractères, rythme aux souffles cardio-pulmonaires. Sur 33 anciennes pleurésies, il y en avait **28** à gauche, **5** à droite ; sur les **28** pleurésies gauches **26** étaient accompagnées de souffles cardiaques ; sur les **5** pleurésies droites, **2** présentaient également des souffles au cœur.

« Ces souffles étaient le plus souvent systoliques et s'entendaient dans le deuxième et troisième espace intercostal gauche ; parfois méso-systoliques, rarement ils étaient entendus à la pointe du cœur. Ils avaient tous les caractères des souffles anorganiques, variables suivant les positions du malade.

« Leur siège le plus fréquent, le plus constant, était au niveau du deuxième et troisième espace intercostal, dans la région préinfundibulaire : ils étaient accompagnés d'une hypertrophie du cœur légère, mais cependant constante. » Pour le Dr Duponchel, ils seraient dus à des adhérences pleuro-péricardiques tiraillant sur le cœur et le péricarde et agissant ainsi sur l'origine des grands vaisseaux.

Le vaisseau le plus déformé dans son calibre sera de préférence l'artère pulmonaire, car c'est le vaisseau le plus superficiel à l'origine et c'est lui le moins résistant; le trouble de l'artère pulmonaire se traduit par le bruit de souffle systolique de la base, dans le deuxième ou troisième intercostal gauche.

Ces souffles sont donc produits en général par un rétrécissement de l'artère pulmonaire, transitoire en ce sens que, suivant la position du sujet, vu la mobilité cardiaque, ils peuvent être au maximum, au minimum et disparaître suivant · les attitudes du malade.

On a signalé encore la compression des vaisseaux, le gonflement des veines du cou. Du côté des nerfs, des compressions ont été également notées: elles portent sur le grand sympathique, sur le pneumogastrique, elles s'accompagnent d'accès d'asthme, de toux coquelucholde. Voici une observation où ces phénomènes sont notés.

OBSERVATION XXVI

(Theuvien, th. Paris, 1884).

C. C..., cinquante ans, ancienne pleurésie droite, pleuropneumonie gauche consécutive. Bronchite chronique.

Phénomènes d'irritation du phrénique et du plexus cervicobrachial. Battements de cœur violents, sensation d'angoisse, de brûlure, d'arrachement, depuis six mois. Névralgie phrénique, cervico-brachiale ; douleurs très vives sur le trajet du phrénique gauche (point sterno-claviculaire, bouton diaphragmatique) irradiations douloureuses dans le cou, la nuque, la tête, surtout dans le membre inférieur gauche, élancements, engourdissements, fourmillements, hyperesthésie légère du même côté.

Autopsie. — Symphyse bilatérale, plus serrée et plus étendue à gauche. Dilatation du cœur droit.

Du côté des organes abdominaux, nous avons déjà noté le type respiratoire de la femme, dit costal supérieur. Nous avons parlé à propos de la radioscopie de l'immobilité du diaphragme. Il faut y ajouter celle du foie.

II. Symptômes subjectifs. — Ils sont peu importants : la douleur avec ses types les plus variables (névralgie intercostale, pleurodynie, etc.) est signalée par tous les auteurs : la dyspnée existe dans de vieilles adhérences, dans des symphyses totales accompagnées de dilatation du cœur droit ; nous avons noté les crises pseudo-asthmatiques, la toux, par irritation nerveuse ; d'autres fois, elle serait due à la bronchite chronique concomitante ; l'expectoration n'a rien de spécial, elle relève des altérations pulmonaires concomitantes (tuberculose, etc.).

Nous en avons terminé avec l'étude des principaux symptômes des adhérences : Est-il possible d'établir avec eux un diagnostic ferme ? Dans la majorité des cas, si on met à part la radioscopie, ce diagnostic ferme n'est pas possible : aucun signe n'est pathognomonique. Beaucoup de symptômes sont communs aux adhérences, à l'emphysème, à la tuberculose elle-même. « On ne fait pas, dit le professeur Grancher, un diagnostic sur le plus ou moins d'intensité d'un symptôme. » Cependant, d'autre part, si on ne fait pas souvent le diagnostic d'adhérences en clinique, cela tient à ce qu'on n'a pas l'attention éveillée sur leur existence. Quand on veut bien les rechercher attentivement, il arrive qu'on peut les déceler : sur 67 observations avec autopsie dues à M. Pic, ce diagnostic a été fait 13 fois (observations XIV, XV, XVIII, XXII, XXIII, XXV, XXVII, XXVIII, XXIX, XXX, XXXI, XXXV, XXXVI).

Il y a des cas où ce diagnostic présente réellement des difficultés : c'est le cas dans les adhérences de l'espace de Traube, dont les signes peuvent simuler ceux d'un épanchement : il faut avoir recours à des symptômes presque certains, tels le renversement du type respiratoire, le mouvement de bascule du thorax (Jaccoud), pour établir le diagnostic. Actuellement, il est plus simple de faire appel à la radioscopie qui est un des meilleurs procédés d'investigation pour affirmer ou rejeter l'existence des adhérences. Nous terminerons en insistant sur la nécessité de pratiquer cet examen chaque fois que le diagnostic est hésitant : il l'est très souvent dans les adhérences pleurales.

Nous n'insisterons pas sur la nécessité d'établir rigoureusement un diagnostic topographique : ce que nous venons de dire nous dispense d'insister. Nous renvoyons au chapitre III de cette étude pour tout ce qui concerne le diagnostic étiologique.

CHAPITRE V

Le plus souvent, l'évolution des adhérences est
silencieuse et ne se manifeste par aucun type clinique spécial : beaucoup des signes que nous avons
donnés au chapitre précédent manquent, malgré
l'existence réelle d'une symphyse : ceci se comprend,
car elles ne sont point une maladie individualisée,
mais une lésion résiduelle. Toutefois nous avons
remarqué chez certains malades, particulièrement
chez des sujets âgés, ou même adultes de quarante à
cinquante ans, porteurs d'adhérences étendues,
anciennes, l'existence *d'un type clinique assez
différencié*. Chez ces malades, les adhérences par
leur inextensibilité, par leur étendue, par les
modifications qu'elles apportent à la physiologie
du poumon et du cœur, ont fini par déterminer
des obstacles, qui passagers d'abord (poussées
congestives, etc.) sont devenus permanents : les
malades, au repos, ne souffrent pas ; mais la

moindre fatigue, le moindre mouvement entraînent alors une dyspnée continue, souvent paroxystique, pseudo-asthmatique, de l'oppression, des accès de suffocation ; chez certains même, la cyanose se produit rapidement, ou augmente dans des proportions considérables, quand elle existait avant ces accès: le malade est sur le point d'asphyxier.

On croit vraiment être en présence d'un cardiaque asystolique à la période terminale, d'autant que nombre des signes d'asystolie sont au complet chez ces sujets, œdème des jambes, polyurie, albuminurie, etc., c'est en effet *à une sorte d'asystolie qu'ils aboutissent*, mais elle est *d'origine respiratoire :* il y a échange de mauvais procédés : les adhérences ont amené la dilatation du cœur droit, et celle-ci l'asystolie. Voici quelques observations où on retrouve le type clinique que nous venons de décrire.

OBSERVATION XXVII

(Communiquée par M. le professeur agrégé Pic).

Rhumatisme chronique. — Tuberculose fibreuse.

L..., Catherine, soixante-treize ans, ménagère; salle de Gondi, 13.

16 avril 1897. — Rhumatisme déformant du genou gauche pour lequel la malade est entrée à la Croix-Rousse, puis au Perron: arthrite rhumatismale de l'épaule droite. Il y a un an, bronchite grippale : actuellement, reste au lit; douleurs articulaires sous l'influence des variations atmosphériques.

18 novembre 1898. — Douleurs depuis trois jours, frissons, *dyspnée considérable,* température élevée, *lèvres cyanosées,* 56 respirations.

Poumon droit: sonorité normale au sommet; submatité au tiers moyen; matité au tiers inférieur; augmentation des vibrations. Souffle aux deux temps. Râles sous-crépitants nombreux, de volume variable, un peu de bronchophonie.

Au cœur : *matité précordiale augmentée, limites fixes.*

20 novembre 1898. — Affaiblissement considérable, *dyspnée intense avec quelques pauses, cyanose augmente énormément.* Mort le 21 novembre.

Autopsie, 23 novembre. — Cœur hypertrophié, sans adhérences, insuffisance mitrale et tricuspidienne.

Poumon droit: adhérences pleurales en bas; au sommet épaississement pleural, lésions bacillaires anciennes, congestion et œdème de la partie moyenne, léger épanchement de l'extrême base.

Poumon gauche : vieilles lésions bacillaires, épaississement pleural, adhérences dans toute la hauteur, œdème pulmonaire aux deux tiers inférieurs.

Reins congestionnés.

OBSERVATION XXVIII

(Communiquée par M. le professeur agrégé Pic).

Phtisie fibreuse des sommets. — Sclérose polyviscérale. Emphysème.

Frédéric G..., quatre-vingt-cinq ans. Salle Jacquard, lit 18.

6 janvier 1899. — Toux et expectoration depuis plusieurs mois. Le malade est sorti hier pour se promener. A huit heures du soir, *subitement, dyspnée intense, oppression;* 48 respirations. *Cyanose des extrémités.* Sueurs froides. Pouls 120. Cœur, rien.

Poumons : Sonorité exagérée. Râles sous-crépitants aux deux bases. Signes d'emphysème aux deux sommets.

7 janvier. — Dyspnée moins vive. Expectoration verdâtre.

9 janvier. — Expectoration purulente. *Dyspnée considérable.* 48 respirations. Abattement, stertor. Quelques sous-crépitants fins au sommet du poumon droit. Râles et frottements à gauche, avec signes d'emphysème. Température 38°2.

9 janvier (soir). — *Accès de suffocation nombreux.* Ventouses sèches. *Malade de plus en plus cyanosé. Mort.*

Autopsie, 11 janvier.— Péricarde libre. Cœur, 360. Insuffisance mitrale et tricuspide légère. Athérome et dilatation de l'aorte.

Poumon droit: Adhérences du sommet, atélectasie du lobe moyen. Cicatrices fibreuses au lobe supérieur. Œdème considérable du lobe inférieur. Poumon gauche: adhérences et vieilles cicatrices tuberculeuses du sommet. Œdème très marqué, sérosité spumeuse et sanguinolente.

Reins diminués de volume.

OBSERVATION XXIX

(Communiquée par M. le professeur agrégé Pic).

Emphysème pulmonaire. — Douleurs dans le flanc gauche. — Pas de troubles cardiaques. — Albuminurie. — Asthme emphysémateux. — Congestion pulmonaire. — Mort subite. — Autopsie.

Florine C..., soixante-neuf ans, passementière, Salle Paul Jouve, lit 4.

27 mai 1896. — Rougeole et variole dans l'enfance. A vingt-neuf ans, ictère : puis une cholérine, une conjonctivite ; depuis quinze ans et demi, *la malade tousse,* épistaxis, hémoptysies ; actuellement, dyspnée.

Entrée en 1890 au Perron.

Actuellement : *dyspnée à peu près continue obligeant la malade à rester constamment assise au lit ;* elle se lève peu ; quintes de toux fréquentes.

Œdème des jambes quand la malade se lève, plus marqué à la jambe gauche. Teint cachectique, faciès bouffi. *Thorax presque immobile.*

Emphysème aux deux poumons. Pouls 80.

Cœur : souffle systolique court, rude, à l'appendice xiphoïde sans propagation. *Albumine* en quantité notable.

Douleur sternale, pas de matité hépatique.

Novembre 1896. — Rien d'anormal au cœur. *Œdème des jambes après trois heures de station verticale. Dyspnée constante même au repos, devient énorme au moindre mouvement, albuminurie.*

16 mai 1898. — Pas d'albumine dans l'urine.

10 juin 1898. — *Dyspnée intense, continue* (R. 48). *Cyanose des lèvres, œdème marqué des membres inférieurs,* pas de fièvre.

Emphysème pulmonaire. Râles sous-crépitants dans les deux tiers inférieurs des deux poumons : abondants dans la région précordiale.

Au cœur : rythme fœtal, gonflement des jugulaires, matité précordiale augmentée d'étendue, à limites fixes.

13 juin 1898. — Beaucoup d'albumine dans l'urine.

14 juin 1898. — Vers huit heures du soir, *brusquement la malade prend une teinte cyanosée. Dyspnée intense. Mort subite.*

Autopsie. — Poumon droit : congestion intense de la base avec vaste noyau d'œdème aigu typique. Emphysème.

Poumon gauche : adhérences très nombreuses, mais surtout au niveau du sommet. Congestion de la base.

Dilatation du cœur droit : athérome aortique : athérome des valvules aortiques, donnant une légère insuffisance à l'épreuve de l'eau.

OBSERVATION XXX

(Communiquée par M. le professeur agrégé Pic).

Phtisie fibreuse. — Dilatation du cœur droit. — Œdème. Autopsie. — Pneumonie pleurogène.

V..., François, quarante-six ans, cantonnier, salle Saint-Augustin, 8.

29 octobre 1900. — *Depuis deux jours, œdème des membres inférieurs, dyspnée et cyanose.* Râles muqueux aux deux bases. Rien d'anormal aux bruits du cœur.

27 décembre. — Râles sous-crépitants nombreux, pas de souffle.

1ᵉʳ novembre. — *Signes d'oppression à plusieurs reprises, dyspnée extrême.*

Le malade est assis, pâle. Pouls presque insensible.

Stase dans les veines du cou. Rien d'anormal au cœur. Bronchite généralisée. Mort le 3 décembre.

Autopsie. — Poumon gauche : symphyse pleurale complète, feuillet épais, unique, poumon dur avec travées fibreuses épaisses, quelques petits tubercules fibro-caséeux, symphyse interlobaire, cavernes à la base, à parois fibreuses.

Poumon droit : symphyse pleurale, phtisie fibreuse, sclérose diffuse avec quelques tubercules caséeux, congestion de la base.

Cœur : hypertrophie nette du cœur droit.

Foie cardiaque.

Cet aspect clinique, avons-nous dit, est la conséquence des obstacles continus apportés aux fonctions respiratoires et circulatoires par les adhérences. Celles-ci modifient énormément la physiologie du poumon et du cœur.

Pour le poumon, un des premiers résultats des adhérences est de supprimer l'accroissement du diamètre vertical, le glissement normal n'existant plus, puisqu'il y a soudure des organes aux parois de la cage thoracique : les deux autres diamètres ne tardent pas à diminuer d'amplitude à leur tour. L'ampliation pulmonaire est vite limitée, les grandes inspirations deviennent impossibles : le nombre des respirations augmente par suite de la moindre quantité d'air qui pénètre à chaque inspiration : il y a mauvaise ventilation du poumon (Gréhant) ; puis comme il pénètre moins d'air, il pénétrera moins de sang : d'où diminution des échanges gazeux et sanguins. Les parties du poumon restées saines doivent de leur côté suffire à la respiration et à la circulation, leur activité fonctionnelle est augmentée et conduit à deux conséquences importantes : emphysème d'une part, circulation plus active avec menace de congestion de l'autre. Ces malades *en état de méiopragie, en proie à une asphyxie lente, deviendront plus tard de véritables asystoliques.*

Les adhérences n'ont pas moins de danger pour le parenchyme pulmonaire : nous avons déjà signalé (chap. Iᵉʳ) l'emphysème compensateur, la dilatation bronchique, pour quelques auteurs (Barth). Une lésion qu'on rencontre fréquemment c'est l'*œdème pulmonaire*, nous en avons beaucoup d'observations, sur nos 67 autopsies, il est noté plus de 25 fois. Il se caractérise cliniquement par le gros râle humide, inspiratoire, bien connu, accompagné quelquefois d'augmentation de la sonorité. Laënnec avait déjà signalé sa fréquence dans la symphyse pleurale et en donnait des observations : tous les cliniciens l'ont constaté depuis : cet œdème pulmonaire est dû *à la stase pulmonaire, consécutive à un obstacle à la circulation de retour.* La circulation pulmonaire est plus active dans les adhérences, mais cet accroissement coïncide souvent avec la dilatation du cœur droit ; il y a stase sanguine, congestion, et qui dit congestion, dit œdème.

Chez ces malades, il y a gêne circulatoire générale : les quatre observations précédentes mentionnent de l'œdème des membres inférieurs ; chez d'autres, on trouve un hydrothorax, de l'ascite, un hydropéricarde : au niveau des adhérences, il ne peut se produire d'épanchement, puisque la cavité pleurale est supprimée ; mais il se produit de l'œdème : *les adhérences deviennent de ce fait un lieu de localisation de l'œdème pulmonaire.* Cette complication fait partie intégrante du tableau clinique que nous venons d'étudier (râles muqueux, dyspnée, asphyxie plus ou moins intense, etc.), elle est redoutable, car très souvent elle précipite la terminaison fatale (obs. XXIX).

L'œdème, au lieu de rester localisé au contact des adhérences, peut envahir les portions du parenchyme sain et en état de suppléance fonctionnelle ; c'est un fait qu'on signale dans certaines observations (obs. XXVIII, XXIX). Ci-joint une observation absolument caractéristique comme localisation de l'œdème dans les adhérences.

OBSERVATION XXXI

(Communiquée par M. le professeur agrégé Pic).

Rhumatisme subaigu à poussées successives. — Endo-péricardite rhumatismale. — Symphyse cardiaque probable.— Insuffisance mitrale. — Pleurésie rhumatismale. — Asystolie. — Autopsie. — Rétrécissement et insuffisance mitrale.— Médiastino-péricardite sans symphyse. — Endo-péricardite. — Pleurésie. — Poumon gauche : œdème du

*sommet où il y a des adhérences. — Épanchement de la
base. — Poumon droit : symphyse totale. — Œdème
total.*

D... Françoise, cinquante-deux ans, ménagère. Salle P. Jouve,
lit 10.

Février 1898. — Réglée à seize ans. A dix-huit ans, anémie;
crampes d'estomac de vingt-cinq à trente ans. Il y a seize ans
(en 1882) apparition de douleurs rhumatismales (petites articulations). Impotence fonctionnelle pour la marche; douleurs
(arthrite) dans le bras droit, le bras gauche; ankylose du genou
gauche.

Juin 1898. — Bruit de galop à la pointe du cœur, matité
précordiale augmentée d'étendue.

24 novembre 1898. — *Oppression, palpitations, angoisse,
pas de fièvre. Tachycardie. Œdème des membres inférieurs.
Râles muqueux aux deux bases des poumons, surtout à droite
où ils remontent jusqu'au sommet;* submatité; rudesse,
obscurité du murmure vésiculaire. Exagération des vibrations.
Galop au cœur, dédoublement du deuxième bruit.

9 janvier 1899. — Base gauche : abolition du murmure vésiculaire dans l'étendue d'un travers de main ; au-dessus, souffle
aigre aux deux temps ; œgophonie, pectoriloquie aphone ; plus
haut, râles sous-crépitants. A droite, râles sous-crépitants dans
toute la hauteur. Cœur: toujours rythme à trois temps.

27 janvier. — Plus de signes d'épanchement à la base
gauche, encore un peu de submatité et de respiration soufflante.
Râles sous-crépitants dans les deux tiers inférieurs du poumon
gauche, dans tout le poumon droit. Respiration 40. Pouls 100.

Cœur : pointe dans le septième espace, souffle d'insuffisance
mitrale, facies mitral, albumine.

8 mars. — *Oppression, augmentation des signes d'épanchement à la base gauche.* Galop au cœur, frottements aux deux
temps.

9 mars. — Thoracentèse gauche. 800 grammes de liquide
citrin, albumineux.

31 mars. — Albumine dans l'urine.

12 avril. — *Dyspnée, épanchement stationnaire.* Thoracentèse. 500 grammes de liquide fibrineux.

1er mai. — *Matité, souffle, œgophonie à la base gauche ; à droite pas de souffle mais congestion avec râles sous-crépitants et crépitants.*

6 mai. — *Augmentation considérable de l'œdème des membres inférieurs, léger degré d'ascite*, purpura sur la paroi thoracique.

Cœur : souffle systolique avec dédoublement du deuxième bruit.

Mêmes signes au poumon gauche.

Autopsie le 12 mai 1899. — Médiastino-péricardite. Adhérences du péricarde, en avant à la face postérieure du sternum, latéralement aux deux plèvres médiastines viscérales : 60 grammes de liquide dans le péricarde.

Cœur: Basculé en arrière ; la face antérieure est formée par le ventricule droit. Insuffisance mitrale, tricuspidienne ; rétrécissement mitral.

Poumon gauche: Épanchement: 1.000 grammes, avec atélectasie du lobe inférieur ; œdème de la partie supérieure du sommet avec épaississement pleural, pas de tuberculose.

Poumon droit: Symphyse pleurale totale avec œdème considérable, léger épanchement enkysté et bridé entre la face supérieure du diaphragme et la base du poumon. Pas de tuberculose. Foie cardiaque, scléreux, adipeux. Reins congestionnés.

Les adhérences sont encore une *cause de la localisation de la congestion pulmonaire* ; dans la pneumonie, l'hépatisation est plus intense au niveau des points symphysés (Mora, Paris, 1874).

On rencontre encore accompagnant la symphyse pleurale : l'atélectasie pulmonaire (obs. XXVIII), la *pneumonie chronique*, dont une variété importante se rencontre fréquemment : la *pneumonie pleurogène :* ces pneumonies pleurogènes ont été étudiées par Réjimbeau (thèse d'agrégation, Paris, 1880) qui en donne des observations typiques ; elles ont encore été étudiées et signalées par Delfau, Poulin, Gailliard, etc,, nous en donnons une observation (obs. XXX). Le poumon n'est plus un organe respiratoire, c'est un bloc de tissu fibreux, envahi de toutes parts par la sclérose, il crie à la coupe. Cet état correspond à ce que Charcot a décrit, en 1877-1878, sous le nom de *cirrhose du poumon*, dans ses leçons de la Faculté de médecine.

L'influence des adhérences se fait sentir sur les lésions pulmonaires intercurrentes : d'une manière générale, *leur pronostic est beaucoup aggravé.* Chez ces sujets *en état de méiopragie continuelle* du fait de leurs symphyses, la maladie aura une marche beaucoup plus grave : *la terminaison fatale est observée très fréquemment.*

OBSERVATION XXXII

(Communiquée par M. le professeur agrégé Pic).

Alcoolisme chronique. — Athérome. — Stéatose cardiaque.

C..., Anaïs, cinquante-cinq ans, faiseuse de cravates. Salle Sainte-Marie, numéro 43.

Réglée dix-sept ans. Ménopause cinquante-deux ans. Bonne santé habituelle.

Rien au cœur, quelques râles aux bases des deux poumons. Expiration prolongée et rude au sommet droit, albumine dans l'urine. Foie petit.

Mai 1899. — Radiales athéromateuses; cœur : deuxième bruit clangoreux. Poumons ; légère submatité en arrière.

16 juin. — La malade rentre ivre. Le lendemain, pneumonie, râles fins, matité base droite.

18 juin. — Mort après douze heures de coma.

Autopsie. — Aux deux sommets, adhérences; quelques-unes à la partie moyenne. Anciennes lésions bacillaires. Congestion et hépatisation aux deux bases.

Cœur : Surcharge adipeuse. Insuffisance mitrale, tricuspidienne légère. Aortite subaiguë. Plaques calcaires et gélatiniformes.

OBSERVATION XXXIII

(Communiquée par M. le professeur agrégé Pic).

Artériosclérose. — Néphrite interstitielle guérie. — Insuffisance et rétrécissement de l'orifice mitral. — Pneumonie lobaire aiguë intercurrente. — Autopsie.

Catherine D..., soixante-quatorze ans. Salle Ponsampierre, 25.

Réglée à onze ans, régulièrement. Mariée à vingt-six ans, huit enfants, cinq sont vivants. Bonne santé. Il y a huit ans (soixante-six ans), urémie, séjour à l'Hôtel-Dieu; il y a quatre ans, entrée au Perron ; diagnostic : urémie.

Cœur : Pointe dans le cinquième espace. Roulement présystolique de la pointe, dédoublement du deuxième bruit inconstant à la base.

Emphysème pulmonaire. Râles muqueux aux deux bases.

5 avril 1899. — Depuis cinq jours, malaise, point de côté, malade alitée, point de côté gauche aujourd'hui, 32 respirations. Pouls inégal.

Râles muqueux disséminés aux deux bases, submatité du sommet droit avec exagération des vibrations, quelques râles crépitants très rares, pas de signes d'hépatisation à la base gauche.

J. Louis.   6

9 avril 1899. — Température 39. Oppression marquée, somnolence, affaiblissement , signes d'hépatisation à gauche (râles, souffle intense). L'état empire subitement dans l'après-midi Piqûres d'éther. Mort à dix heures du soir.

Autopsie. — Poumons fortement congestionnés. Bronchopneumonie de la base droite jusqu'à mi-hauteur du poumon. Tuberculose fibreuse du sommet.

Poumon gauche : A la base, noyau d'hépatisation, adhérences pleurales de chaque côté, mais plus nombreuses et plus serrées sur le poumon gauche, surtout au sommet où il faut décortiquer la plèvre pour extraire le poumon.

Cœur : Athérome de la mitrale et des sigmoïdes aortiques, Rétrécissement et insuffisance mitrale.

Foie, reins, congestionnés.

Les adhérences peuvent encore *défigurer les symptômes d'une maladie au point d'en rendre le diagnostic difficile :* les symptômes peuvent être modifiés, soit qu'il y ait *augmentation d'intensité*, soit qu'on constate *des signes anormaux.* Dans un cas de tuberculose pulmonaire, nous trouvons signalée l'exagération des signes cavitaires ; d'autres fois, on note l'amphorisme, le pot fêlé au niveau d'adhérences du sommet, entourant de vastes cavernes : c'est ce qu'on voit dans quelques observations rapportées au chapitre IV.

L tableau clinique de la pneumonie est très fréquemment modifié, à tel point qu'il devient quelquefois facile, étant donné la nature de ces modifications d'en soupçonner la vraie cause (obs. XXXV). Nous avons vu à la clinique de M. le professeur Bondet un malade atteint de pneumonie, chez lequel il fut impossible de constater pendant la vie le souffle tubaire : l'autopsie fit voir dans ce cas des adhérences serrées et épaisses sur toute la surface du parenchyme. On a pu observer *des signes pseudo-cavitaires :* ces signes seraient dus à des bruits d'origine bronchique, résultant du passage de l'air à travers les mucosités, bruits renforcés par la présence des adhérences.

OBSERVATION XXXIV

(Communiquée par M. le professeur agrégé Pic).

Pneumonie. — Signes pseudo-cavitaires dus à la présence d'adhérences.

R..., Michel, soixante-dix-sept ans, tisseur, salle Saint-Augustin, lit 44.

12 janvier 1901. — État général très grave : le malade est *proxime obiturus.* Matité du sommet droit : pot fêlé. Exagération des vibrations, souffle caverneux, gargouillement.

Autopsie, 14 janvier. — Poumon droit : adhérences pleurales anciennes, formant une symphyse épaisse occupant toute la surface du lobe supérieur. Pneumonie du lobe supérieur : hépatisation grise. Congestion du reste du poumon.

Poumon gauche : tuberculose fibreuse du sommet.

Les symptômes de la pneumonie peuvent être seulement *augmentés d'intensité :* nous avons vu l'année dernière, pendant une suppléance de M. le professeur agrégé Pic, un malade chez lequel on fit pendant la vie le diagnostic d'adhérences pleurales, par suite de l'augmentation des signes de sa pneumonie : en voici l'observation :

OBSERVATION XXXV

(Communiquée par M. le professeur agrégé Pic).

Insuffisance mitrale. — Hyposystolie avec rétrécissement. — Pleurésie droite avec épanchement. — Résorption spontanée. — Asystolie, congestion de la base gauche. — Pneumonie gauche.

C...., Julien, quarante-cinq ans, garçon meunier, salle Saint-Augustin, n° 28 bis.

Alcoolisme à certains moments. Variole dans l'enfance, jamais de rhumatisme, trois séjours à l'hôpital pour son affection : un chez M. Roque à la Croix-Rousse (trois mois), un deuxième (un mois) à l'Hôtel-Dieu, le troisième (cinq mois) dans le service de M. le professeur Bondet; a eu deux pneumonies antérieurement.

4 janvier 1901. — Cœur: Frémissement présystolique. Rétrécissement mitral, insuffisance mitrale (roulement diastolique, souffle systolique à la pointe en jet de vapeur).

Submatité à la base gauche, souffle aigre, diminution des vibrations, pas de flot. Base droite : bouffée de râles sous-crépitants fins.

Foie augmenté de volume.

5 janvier. — Au tiers inférieur du poumon gauche, matité avec diminution des vibrations. Souffle faiblement tubaire avec bronchophonie, sans œgophonie, sans flot. Quelques frottements expiratoires : crachats hémoptoïques et crachats caramel.

T. 40°5.

7 janvier. – Augmentation d'intensité des signes pulmonaires: de la base à l'épine de l'omoplate, souffle intense à timbre plus aigre en bas, plus tubaire en haut. Broncho-œgophonie en bas : gargouillement simulé par les inspirations, matité à la percussion, diminution des vibrations. Expectoration à caractère plus nettement pneumonique.

8 janvier. — Subdelirium.

10 janvier. — Signes physiques encore très accentués aux bases, dans la ligne axillaire.

Autopsie, 13 janvier. — Cœur volumineux. Symphyse cardiaque totale, hypertrophie générale, dilatation des oreillettes. Insuffisance aortique ancienne, rétrécissement mitral avec insuffisance, pas d'athérome.

Poumon droit : Symphyse pleurale totale, très épaisse, de date ancienne, pneumonie confluente : lobe inférieur et moyen.

Poumon gauche : Symphyse pleurale, pneumonie du sommet.

Reins, cicatrices d'infarctus peu anciennes. Foie muscade, scléreux.

OBSERVATION XXXVI

(Communiquée par M. le professeur agrégé Pic).

Grippe. — Pneumonie gauche. — Aggravation des signes de la pneumonie.

C..., soixante-dix ans, ménagère. Salle de Gondi, lit 2.

24 janvier 1899. — Courbature, frissons à la suite d'un refroidissement.

Température 40°. Poumon gauche : Submatité à la base. Vibrations normales. Râles fins, surtout inspiratoires. Oppression, tachycardie. Albumine.

25 janvier. — Submatité aux deux tiers inférieurs, base gauche, vibrations augmentées. Râles crépitants à l'union du tiers moyen et du tiers supérieur, gros râles muqueux à la base avec souffle aux deux temps, voilé, un peu aigre.

Au sommet droit, un peu de submatité.

30 janvier. — R. = 60. Pouls 140. Expectoration couleur gelée d'abricots.

Base gauche en arrière, matité remontant presque jusqu'au sommet. Exagération des vibrations. Bronchophonie. Râles crépitants et sous-crépitants mélangés. Souffle maximum à la partie moyenne, s'entendant même dans l'aisselle ; à la base, gros frottements.

1ᵉʳ février. — Expectoration jaune brunâtre, fétide ; dyspnée extrême, refroidissement des extrémités ; souffle intense aux trois quarts inférieurs du poumon gauche.

Autopsie, 3 février. — Poumons : Adhérence totale des deux plèvres, nécessitant le décollement aux ciseaux courbes. Poumon gauche (1.420 grammes) : coloration marbrée, hépatisation de teinte intermédiaire entre le rouge et le gris, jusqu'à l'extrême base ; épaississement pleural considérable du sommet, induration fibreuse, tuberculeuse.

Poumon droit : Induration fibreuse, épaississement pleural, congestion de la base droite.

Cœur, petit. Reins cyaniques.

Les adhérences ont pu enfin donner lieu à des *phénomènes pseudo-pleurétiques au cours de la pneumonie*. Nous avons vu avec M. Pic, à la clinique de M. le professeur Bondet, une malade de cinquante-deux ans atteinte de pneumonie droite, chez laquelle on constatait : la diminution des vibrations, puis leur abolition, un souffle à timbre aigre, de l'œgophonie ; mais il n'y eut jamais la sensation de flot. L'autopsie nous montra une pneumonie droite avec adhérences serrées, au point qu'on eut peine à arracher le poumon. Mora rapporte un exemple analogue : le malade était atteint de pneumonie, mais présentait des signes pleurétiques si nets (œgophonie, pectoriloquie aphone, abolition des vibrations) que *le professeur engagea l'élève à les constater attentivement pour se graver dans la mémoire un exemple caractéristique de pleurésie :* à l'autopsie, adhérences pleurales étendues, pneumonie au stade d'hépatisation grise, pas trace d'épanchement.

La pleurésie elle-même peut être défigurée au point d'en rendre le diagnostic très délicat (Raynaud). Woillez s'est occupé des modifications apportées à cette affection par la fréquence d'adhérences anciennes.

« Ces adhérences, au niveau desquelles ne peuvent être perçus les signes de pleurésie, se rencontrent plus fréquemment au sommet des poumons qu'ailleurs : alors la matité peut rester immobile à un certain niveau, qui est la limite inférieure de l'adhérence, et cela malgré les progrès de l'épanchement. Si les adhérences occupent la base, il y a du son inférieurement et on peut croire à l'existence d'une tumeur au niveau de la matité produite supérieurement par l'épanchement. Lorsque, enfin, c'est vers la partie moyenne de la plèvre que se sont produites les adhérences partielles, avant l'invasion de la pleurésie observée, les modifications des signes constatés sont très insolites. Il peut arriver en effet que l'adhérence du poumon en avant donne lieu à la production d'un son tympanique et d'un bruit respiratoire amphorique. »

L'influence des adhérences sur le cœur est extrêmement importante. Nous avons signalé la présence de souffles cardiaques d'origine adhérentielle (Duponchel), la médiastino-péricardite (obs. XXIII et XXX), la fixité et le déplacement du cœur, médiocardie, dextrocardie (Alaux). Il peut se produire des désordres plus graves : on les accuse d'avoir provoqué des endocardites (Mora). M. le professeur Pitres, dans sa thèse d'agrégation (1878) a étudié l'hypertrophie du cœur indépendante des lésions valvulaires: il signale *l'hypertrophie d'origine adhérentielle:* elle est le résultat de la gêne de la circulation pulmonaire par un obstacle, qui n'est autre que les adhérences. Le poumon fixé au thorax ne revient pas sur lui-même pendant l'expiration; les effets de l'élasticité pulmonaire sur la petite circulation sont supprimés, d'où, par suite, formation d'un obstacle relatif, qui exige un déploiement plus grand de force de la part du cœur et qui agit sur le ventricule droit de la même façon que l'athérome aortique agit sur le ventricule gauche, d'où *l'hypertrophie et la dilatation du cœur droit.*

« C'est dans la pleurésie scléro-adhésive avec ou sans cirrhose pulmonaire consécutive que la dilatation des cavités cardiaques se rencontre surtout. » (G. Sée.) « Elles grossissent le volume du cœur, dit Sénac: j'ai surtout observé que son oreillette droite et son ventricule s'agrandissent beaucoup après de telles maladies. »

Le cœur gauche lui-même peut s'hypertrophier. Plusieurs auteurs ont signalé ce fait : Stokes, Baumler (trois fois), Brudi (une fois). Les derniers ont trouvé cliniquement de véritables insuffisances (mitrale, tricuspidienne) fonctionnelles, démontrées telles par l'autopsie.

Traube, Jaccoud ont fortement insisté sur le *danger des adhérences étendues pour le cœur;* ce danger, contesté par quelques cliniciens (Raynaud, Woillez), existe d'une façon indiscutable: au début de ce chapitre, nous avons donné la description d'un type clinique d'adhérences, *type clinique caractérisé par une asystolie d'origine respiratoire :* cyanose, dyspnée, accès de suffocation, oppression, asphyxie des extrémités ; râles d'œdème à l'auscultation ; ascite, œdème des membres inférieurs, etc., tous symptômes traduisant la gène intense de la circulation chez ces malades : l'asystolie est la terminaison ordinairement observée, le sujet meurt cardiaque ; nous avons rapporté quatre observations (XXVII, XXVIII, XXIX, XXX), où cette terminaison est notée, nous reproduisons un cas de M. Barth absolument démonstratif: nous insistons particulièrement sur ce point : *tout malade porteur d'adhérences étendues, ayant de la dilatation du cœur droit, a de grandes chances de mourir d'asystolie.*

<h3 style="text-align:center">OBSERVATION XXXVII</h3>

(BARTH, France médicale, mars 1879).

Pleurésie sèche tuberculeuse, avec néo-membranes épaisses comprimant les poumons. — Gène de la circulation cardio-pulmonaire. — Accidents asphyxiques rappelant ceux de l'asystolie.

D..., Charles, huit ans, aux Enfants-Malades.

1ᵉʳ juillet 1878. — Faciès pâle, un peu cyanosé, amaigrissement prononcé, pas d'œdème des jambes. Toux rare, expectoration nulle.

Respiration notablement gênée, courte, haletante, entrecoupée, pas de tirage épigastrique, le diaphragme fonctionne bien, les côtes supérieures, remarquablement affaissées, sont rapprochées les unes des autres. Tout le thorax semble atrophié; sa forme étroite, pyramidale à base inférieure, fait contraste avec celle de l'abdomen.

Foie volumineux, dépasse beaucoup le rebord des fausses côtes. Sonorité et élasticité thoraciques diminuées en divers points, notamment au sommet droit; respiration soufflante, presque tubaire au même niveau. Dans tout le reste de l'étendue des deux côtés, râles humides, crépitants et sous-crépitants mélangés, sonorité à peu près normale aux deux bases.

Gêne respiratoire modérée quand le malade est au repos; elle augmente énormément sous l'influence de la moindre fatigue, (face turgide, lèvres cyanosées, œdème des jambes, faiblesse et irrégularité du pouls), l'asphyxie devient imminente.

Septembre. — La dyspnée va en augmentant: coliques, diarrhée intense, affaiblissement marqué, cyanose, refroidissement des extrémités, albuminurie.

Autopsie, 6 octobre 1878. — État extérieur du thorax remarquable par une sorte d'atrophie signalée plus haut. Côtes déprimées, rapprochées, ventre volumineux. Oblitération des cavités pleurales, adhérences sur toute l'étendue des poumons aux parois thoraciques: pour les enlever, il faut décoller la plèvre pariétale en déchirant le tissu conjonctif lâche qui l'unit aux côtes.

Poumons petits, ratatinés, entièrement coiffés d'une coque néo-membraneuse épaissie, atteignant en certains points deux centimètres d'épaisseur, coloration grisâtre, consistance lardacée, tuberculose fibreuse, caséeuse.

Parenchyme flasque, dense, peu résistant, friable; ganglions bronchiques tuméfiés, caséeux, etc.

Cœur très volumineux, flasque, dilatation considérable des cavités droites, élargies, gorgées de caillots cruoriques, pas d'endocardite, pas de lésions valvulaires.

Péricarde sain, sans adhérences. Foie cardiaque. Poussée récente de péritonite.

Certains faits enfin peuvent indiquer que les adhé-rences anciennes peuvent modifier l'évolution des maladies générales, provoquant des déterminations congestives du côté des poumons. La maladie revêt alors la forme thoracique, et reste soumise à tous les dangers qu'entraîne cette localisation dans un organe taré (Sorel).

CHAPITRE VI

ADHÉRENCES PLEURALES ET MORT SUBITE

Les adhérences pleurales peuvent-elles déterminer
la mort subite par elles seules ? Combe, dans sa thèse,
dit qu'il a été surpris de voir que les auteurs les plus
en vue ne s'étaient même pas posé ce problème. Plus
heureux que notre camarade, nous avons trouvé une
citation où cette cause de mort subite est indiquée.
C'est dans la clinique d'Andral : « Les médecins
contemporains de Morgagni plaçaient ces adhérences
au nombre des causes de la mort subite, et ce grand
homme a consacré plusieurs lignes de son ouvrage
à réfuter cette erreur. » Nous regrettons que ces deux
savants se soient trompés de la sorte, mais ceci ne
doit pas trop nous surprendre, à une époque où certains médecins considéraient les adhérences pleurales « comme un vice originel ». Tourdes semble
avoir vu plus juste et s'être rendu compte du trouble
qu'elles peuvent amener dans la mécanique pulmonaire ; mais il ne fait que les mentionner, sans s'y
arrêter autrement. Arnould dans son *Traité d'hygiène*

reconnaît et signale l'importance qu'elles peuvent avoir dans la submersion ; mais on ne sait pourquoi cette remarque si judicieuse ne s'est pas vulgarisée.

M. le professeur Lacassagne a été frappé de la fréquence avec laquelle on rencontre les adhérences de la plèvre chez les sujets morts subitement : dans un entretien récent, il nous disait qu'on les trouvait dans la proportion de 80 à 90 p. 100 des cas de mort subite. Le premier, il a bien vu de quelle valeur était cette constatation et la relation de cause à effet qui reliait la mort subite à la présence de ces adhérences. Depuis de nombreuses années déjà, il insiste sur l'influence néfaste qu'elles peuvent avoir sur celui qui en est porteur. Nous aurons à examiner plus loin par quel mécanisme on peut expliquer dans le cas particulier la mort subite : contentons-nous de dire pour l'instant que les recherches faites sur ce sujet par divers auteurs, en particulier par M. le médecin inspecteur Kelsch, ont été toutes confirmatives des idées de M. le professeur Lacassagne, sur des faits qu'il a eu le premier le mérite de bien mettre en lumière et sur lesquels il a si souvent attiré l'attention :

« Tout individu porteur d'adhérences pleurales étendues est un candidat à la mort subite. » (Professeur Lacassagne, cours de la Faculté.) C'est en effet un homme en état d'insuffisance pulmonaire latente, et la moindre cause peut venir détruire pour toujours l'état d'équilibre instable dans lequel il se trouve du fait de ses adhérences. Y a-t-il quelque chose dans l'état de son thorax qui puisse nous donner la clef de cette fâcheuse prédisposition ? Sans doute : l'étude clinique nous a montré dans quelle situation défectueuse étaient les poumons d'un individu porteur d'adhérences : cet individu est dans des conditions identiques à celui qui est emprisonné dans des vêtements trop étroits : dans un cas comme dans l'autre, la libre expansion du poumon se trouve entravée. Les adhérences exercent une action néfaste chaque fois que cet organe est surmené. Elles gênent les actes mécaniques de la respiration, diminuent les échanges chimiques, prédisposent à la congestion et par conséquent, favorisent l'asphyxie sous toutes ses formes. La mort est quelquefois foudroyante, souvent rapide et inévitable.

Est-il possible de donner une explication de la mort subite chez les individus porteurs d'adhérences ? Il en a été donné plusieurs, mais en pareille matière, il est difficile de faire autre chose que des hypothèses. Les adhérences peuvent causer la mort par elles-mêmes directement, en aggravant subitement l'état d'un individu en état de moindre résistance, soit momentanée (submersion, suffocation, etc.), soit permanente du fait d'une cardiopathie, d'une lésion rénale, etc.

— Disons dès maintenant que chez presque tous les individus morts subitement et porteurs d'adhérences, nous avons trouvé signalés à l'autopsie la congestion et l'œdème pulmonaire. Ce sont en effet ces deux états pathologiques qui se produisant rapidement et d'une manière intense, sous l'influence d'une cause que nous essaierons de déterminer, ont précipité la terminaison fatale.

Examinons donc la cause initiale de la mort subite. Certains auteurs font jouer un grand rôle, dans la pathogénie de la mort subite par adhérences, à la suppression du vide pleural. La mort subite dans la pleurésie et dans le cas de symphyses pleurales est ainsi due pour eux à une cause identique. Pourquoi en effet ne pas admettre le même mécanisme, puisque dans les deux cas le vide pleural est supprimé ? Que ce soit du fait de l'épanchement ou des adhérences, le principal est qu'il le soit. C'est évidemment une théorie qui a quelque valeur : toutefois elle ne peut être admise dans la généralité des cas.

On a invoqué le déplacement du cœur, mis en cause dans la pathogénie de la mort subite dans la pleurésie : la déviation de cet organe peut bien occasionner quelques tiraillements sur les plexus nerveux si nombreux en cette région, tiraillements qui sont loin d'être innocents. On invoquerait encore ce mécanisme dans le cas de torsion de l'aorte. Ces causes ont été contestées par plusieurs auteurs, Woillez (*Traité des maladies des voies respiratoires*), M. le professeur Weill, etc.

Dirons-nous qu'on a encore invoqué l'état du myocarde, les mouvements d'inclinaison, de rotation du thorax, les changements de volume de l'estomac comme pouvant occasionner la mort subite dans les adhérences ? Nous n'en aurions pas terminé avec tout ce qui a été proposé à ce sujet.

On a expliqué plus simplement la mort subite : pour Combe, elle est due à un phénomène d'inhibition à point de départ pleural ; par la gêne que les adhérences apportent à la libre dilatation de la cage thoracique, elles favorisent singulièrement les syncopes : la mort subite survient donc par réflexe : il y a inhibition des nerfs moteurs du cœur, inhibition dont le point de départ est la symphyse pleurale. Il y a peut-être excitation du pneumogastrique, paralysie du sympathique; on ne sait rien de certain sur le mécanisme intime. Cette théorie a l'avantage de concorder avec celles qu'on a données pour expliquer la même mort brusque dans la pleurésie avec épanchement, dans les tentatives d'avortement sans lésions génitales, à la suite de coups sur le larynx, etc. Dans tous ces cas, la mort subite est le fait d'un réflexe. Combe rapporte, dans sa thèse, le cas d'un cuirassier qui tomba à l'eau en faisant des exercices de passage de rivière : il était à jeun ; il disparut immédiatement sous l'eau : on le retira un quart d'heure après, mort. L'autopsie fit constater « une symphyse pleurale double très ancienne, très serrée; des poumons pâles, emphysémateux, avec légère hypostase cadavérique : aucune lésion. Rien dans les voies respiratoires, aucun corps étranger ; le sujet ne semble pas avoir respiré sous l'eau : l'estomac est vide. Rien par ailleurs ». Comment pourrait-on expliquer la mort dans ce cas, sinon par syncope?

Il nous semble bien qu'il faut également tenir compte de l'état de congestion et d'œdème pulmonaires que présentent si souvent à l'autopsie les sujets porteurs d'adhérences. C'est une constatation qui a bien son importance pour qui connaît la gravité de l'œdème pulmonaire : il est bien évident qu'une

syncope survenant chez un individu en état de congestion et d'œdème pulmonaires est fatalement mortelle. Aussi nous paraît-il qu'il ne faut pas s'attacher
exclusivement à l'une ou l'autre théorie (syncope,
œdème et congestion); il faut penser plutôt que les
effets de l'une s'ajoutent aux dangers de l'autre pour
précipiter la terminaison fatale. En voici un exemple:

En 1888, M. le professeur Lacassagne a eu l'occasion de faire l'autopsie d'un jeune homme de vingt
ans environ, mort subitement à Lyon au moment où
il entrait dans une pharmacie de la rue de la République. Voici ce que nous lisons dans le rapport
adressé au procureur de la République.

« A l'ouverture de la poitrine, nous trouvons de
fortes adhérences pleurales à droite, moins solides à
gauche. Poumons volumineux et très lourds. Pas de
taches de Tardieu à leur surface, ils sont crépitants.
A la palpation, ils donnent la sensation de tissu pulmonaire emphysémateux; l'emphysème n'est marqué
qu'aux sommets; à la coupe, congestion intense avec
œdème carminé; par la pression on fait sourdre une
grande quantité de mousse rose. . . . .
. . . . L'estomac est volumineux il
renferme une pleine assiette d'une pâte chymeuse,
exhalant une odeur de vinaigre, on y trouve des
débris de pain, de fromage, de viande, le tout d'une
digestion assez avancée... »

C'est là un exemple typique d'un individu qui a
succombé à une asphyxie, due à une congestion
intense des poumons, sous l'influence des adhérences multiples dont il était porteur. Il était d'autre

J. Loust.   7

part en état de moindre résistance, par le fait du déjeuner copieux qu'il venait de faire. Chacun sait, en effet, que l'état de digestion exerce une influence fâcheuse sur la prédisposition aux congestions, prédisposition déjà si accentuée chez lui par le fait des adhérences. Nul doute que l'état de réplétion de son estomac n'ait joué un rôle important dans la production de la mort subite, dans le cas particulier.

Les adhérences ont une influence énorme dans la mort par submersion : « Tout individu porteur d'adhérences pleurales qui vient à tomber à l'eau est un homme mort. » (Professeur Lacassagne, cours de la Faculté.) Brouardel a démontré que la respiration diaphragmatique prédomine chez un homme qui se noie : tout individu qui sera dans l'impossibilité absolue de mettre en jeu ce type respiratoire va se trouver immédiatement en état de moindre résistance. C'est le cas de celui qui présente des adhérences diaphragmatiques : la mort survient avec une telle vitesse qu'elle peut être assimilée à une mort subite (professeur Lacassagne). L'état de congestion latente fait place immédiatemment à une hypérémie intense rapidement mortelle. La mort est encore hâtée par la surcharge du sang en acide carbonique qui, excitant mécaniquement les centres respiratoires, fait contracter les muscles du thorax : le sujet ouvre largement la bouche, aspire du liquide et meurt suffoqué. Chez un sujet porteur d'adhérences qui se noie, la mort arrive ainsi beaucoup plus rapidement que chez un individu sain.

Nous ne pouvons passer sous silence que cette influence néfaste des adhérences dans la mort par submersion se retrouve dans les autres modes d'asphyxie, qu'il s'agisse de strangulation, de suffocation, etc. De deux individus qui ont respiré des vapeurs toxiques, gaz carbonique, oxyde de carbone, celui qui aura des adhérences étendues succombera certainement le premier ; ce fait a de l'importance dans les questions de survie (Combe).

Les adhérences sont encore une cause de mort subite pendant l'anesthésie, les sujets étant alors en état de moindre résistance ; on admet de plus en plus que les accidents de syncope, de suffocation au cours de l'anesthésie sont dus à des réflexes : le rôle des adhérences sera de favoriser énormément la production de ces réflexes, en leur servant à l'occasion de point de départ. Qu'il s'agisse du chloroforme ou de l'éther, la mort peut survenir également, bien que Combe, dans son travail, incrimine surtout l'éther, qui joue le rôle de vasodilatateur et prédispose aux congestions. Il sera, dans ce cas, particulièrement dangereux de donner ce dernier anesthésique aux patients atteints d'adhérences pleurales, le poumon étant tout prêt à servir de point d'appel à la congestion. Nous sommes loin de nier cette action fâcheuse de l'éther, appuyée par le contrôle de l'expérimentation. Toutefois, il est également dangereux de donner l'un ou l'autre anesthésique. Ce qui est le plus à craindre est la syncope cardiaque, car si elle se produit chez de tels malades, aggravée par la congestion intense qui ne manque pas de se produire, elle a de grandes chances d'être mortelle à bref délai. Voici trois observations où on signale la mort subite par adhérences pleurales au cours de l'anesthésie.

OBSERVATION XXXVIII (Combe)

Un homme atteint de hernie crurale étranglée est apporté dans le service de M. Vallas à la Croix-Rousse Intervention décidée. Anesthésie à l'éther; aussitôt vomissements, puis suspension de la respiration. Des soins énergiques sont aussitôt prodigués, on met tout en œuvre, mais sans succès.

Autopsie. — Épiplocèle pure, étranglée à l'anneau crural. Dégénérescence du myocarde, poumons congestionnés, soudés aux parois costales par des adhérences considérables, surtout à gauche.

OBSERVATION XXXIX (Combe)

M. Carry opère en 1882, à la Croix-Rousse, un homme de cinquante-quatre ans atteint de hernie inguinale étranglée: anesthésie deux fois de suite; à la deuxième, mort subite.

Autopsie. — Congestion énorme des deux poumons, adhérences assez fortes.

OBSERVATION XL (Tardieu)

Un professeur agrégé donnait du chloroforme à un malade qu'on allait opérer d'un ongle incarné. Dès les premières inspirations, le patient suspend sa respiration et meurt brusquement. L'autopsie permit de constater une oblitération complète des deux plèvres par des adhérences solides et serrées (in th. de Mora. Paris, 1874).

Nous ferons remarquer, avant de quitter ce chapitre, que dans l'observation XXXVIII, on signale une dégénérescence du myocarde, qui a certainement joué un rôle dans la pathogénie des accidents. Notons aussi la présence de la congestion pulmonaire dans les deux premiers cas. Signalons enfin l'inutilité de la respiration artificielle chez ces sujets dont les poumons sont adhérents aux parois thoraciques, l'intégrité du vide pleural n'existant plus.

Les adhérences pleurales peuvent produire la mort subite chez un individu en état de moindre résistance permanente du fait d'une affection cardiaque, rénale, pulmonaire, etc.

Dans les affections pulmonaires, nous n'en voulons pour preuve que le cas de cette malade dont nous avons rapporté l'observation à l'étude clinique et qui, atteinte de tuberculose cavitaire, mourut tout à coup, sans que rien, dit l'observation, ait pu faire prévoir un pareil dénouement. A l'autopsie, nous trouvons des adhérences pleurales étendues à droite, occupant la totalité de la surface du poumon, elles ne peuvent être détachées qu'avec grande difficulté. A gauche, adhérences aux deux tiers supérieurs moins serrées qu'à droite. Congestion du poumon droit (obs. XV).

Mêmes constatations chez une autre malade de soixante-treize ans, atteinte de dilatation du cœur droit avec emphysème. Prise tout à coup d'un violent accès de dyspnée, avec cyanose généralisée, elle meurt, malgré les piqûres d'éther, en quelques instants : l'autopsie nous révèle, surtout à gauche, des adhérences d'une dureté moyenne, plus fermes, plus épaisses au sommet, où elles forment une coque pleurale épaisse. Œdème considérable du poumon, avec congestion de la base droite.

Une troisième malade meurt subitement à huit heures du soir, après avoir présenté une dyspnée intense avec teinte cyanosée. Elle était atteinte de congestion pulmonaire grippale. Nous trouvons à l'autopsie une congestion intense de la base droite avec vaste noyau d'œdème typique. A gauche, adhérences nombreuses, serrées, surtout au sommet, congestion moins marquée qu'à droite (obs. XXIX)·

Nous citerions facilement encore d'autres cas de ce genre : rappelons celui de ce soldat, qui meurt au cours d'accès épileptiques, et chez qui l'asphyxie fut singulièrement facilitée par le fait d'une symphyse totale bilatérale ancienne et serrée que l'autopsie fit découvrir (Combe) ; le cas de ce typhique qui succombe en quelques minutes, au milieu d'accès de suffocation, porteur à droite et à gauche d'adhérences nombreuses et solides, accompagnées d'une congestion pulmonaire intense, d'œdème carminé avec véritable turgescence du tissu (Lamoureux).

Notons enfin la fréquence de la mort subite chez les cardiaques porteurs d'adhérences. M. le médecin inspecteur Kelsch, dans un mémoire récemment lu à l'Académie de médecine (juillet 1901) sur la mort subite par cardiopathies dans l'armée, signale ce fait important : Sur 23 observations rapportées par lui nous avons trouvé 7 fois (presque le tiers des cas) des adhérences pleurales notées à l'autopsie. Les

malades étaient atteints, les uns de lésions valvulaires, d'autres de myocardite, de surcharge adipeuse
du cœur et chez tous, la terminaison fatale a été hâtée
par la présence des adhérences ; dans presque toutes
les observations, la mort subite a eu lieu par syncope.
La congestion pulmonaire, intense parfois, est également signalée.

M. le médecin inspecteur Kelsch a également appelé
l'attention en 1895 à l'Académie de médecine sur
l'importance des adhérences dans la pathogénie du
coup de chaleur, autre cause de mort subite non
moins fréquente. « Ce sont les adhérences pleurales,
répétait-il récemment encore, qui dans les marches
forcées, sous le poids du sac et de l'armement, avec
la constriction exercée sur le thorax par le col, les
courroies, le ceinturon seront la cause immédiate de
ces insuffisances pulmonaires qui correspondent aux
formes dites asphyxiques du coup de chaleur. »

Il ressort donc nettement de cette étude que les
adhérences pleurales peuvent elles-mêmes occasionner des phénomènes morbides, capables de déterminer la mort subite. Il faut en rechercher la cause
surtout dans l'état du cœur (dilatation du cœur droit),
et de la circulation pulmonaire continuellement
entravée (œdème, congestion pulmonaire, état
d'asphyxie lente du sujet). Ces phénomènes morbides
sont latents dans le cours de la vie ordinaire ; il
suffit d'une cause minime pour les faire apparaître
et provoquer des accidents foudroyants.

CHAPITRE VII

La majorité des auteurs s'accorde à reconnaître aux adhérences une influence nuisible sur le poumon et le cœur. On n'a pas assez considéré qu'elles pouvaient quelquefois avoir un rôle utile, ou tout au moins inoffensif. « On ne peut nier, dit Laënnec, que dans beaucoup de cas les adhérences celluleuses même presque généralisées n'influencent en rien sur la respiration et la santé ; presque tous les cadavres d'adultes en présentent, comme l'on sait, plus ou moins. » Plus loin, il ajoute : « Cet état dure toute la vie et s'allie souvent à une assez bonne santé. » On rencontre en effet fréquemment, dans les services de médecine, des malades dont la santé n'est nullement influencée par la présence d'adhérences épaisses et étendues. Certains peuvent continuer un métier pénible, sans ressentir la moindre gêne fonctionnelle ; de tels malades sont encore assez nombreux pour nous forcer à admettre, dans beaucoup de cas tout au moins, l'innocuité des adhérences.

Dans d'autres circonstances, elles peuvent avoir un rôle utile. Nous avons cité l'opinion de Laënnec sur leur rôle inoffensif, une seconde citation nous montrera qu'il admet parfaitement leur utilité. « Quelque imparfaite et faible que soit la respiration dans un poumon ainsi comprimé, le rétrécissement de la poitrine n'en est pas moins une véritable guérison, puisque, lors même qu'il est porté au plus haut degré, il ne rend pas toujours valétudinaire le sujet chez lequel il existe et qu'il peut s'allier encore à une certaine vigueur générale. »

Certains auteurs (Lemardeley, etc.) semblent admettre l'utilité des adhérences dans la tuberculose : l'immobilisation du poumon donne à cet organe un repos qui lui permet de lutter avec avantage. D'autres (Péron) admettent plutôt que les adhérences ont étouffé les lésions bacillaires de la plèvre, les empêchant de se développer et de se propager au poumon. Avec M. le professeur agrégé Pic, nous pensons que les adhérences ne sont pas une cause de guérison de la tuberculose pleuro-pulmonaire, mais qu'elles sont *un témoin de cette guérison*. Elles sont une excellente preuve de l'évolution fibreuse de la maladie, évolution dont elles font partie intégrante, comme nous le disions au début de cette étude : mais ce ne sont pas elles qui l'ont provoquée. Nous ne voulons pas nier absolument leur rôle curatif dans la tuberculose pulmonaire, nous pensons que dans la majorité des cas, elles témoignent plutôt de sa guérison.

La plupart des auteurs admettent encore leur rôle bienfaisant dans la production d'un pneumothorax.

Survenant chez un malade porteur d'adhérences
étendues, il a de grandes chances de rester très
limité et d'être moins grave : Lemardeley, Thuvien, etc., signalent ce fait. Cette opinion vient d'être
tout récemment contredite à la Société médicale des
Hôpitaux (octobre 1901) où MM. Roy et Variot,
Gaillard, Rendu ont rapporté des cas de pneumothorax survenus au cours d'une thoracentèse, chez
des malades porteurs d'adhérences anciennes. Bien
que les malades aient guéri sans encombre, nous
pensons qu'il faut tout au moins réserver la question
du rôle utile des adhérences dans la production du
pneumothorax.

A côté du rôle utile des adhérences, nous ne
devons pas oublier de mentionner qu'elles sont aussi
une source de dangers continus. Chez ces gens en
apparence florissants de santé que sont certains
sujets porteurs d'adhérences, qu'il survienne la
moindre maladie, celle-ci est de suite aggravée.
Elles sont un point de moindre résistance, un lieu
d'appel pour la congestion pulmonaire, une localisation de l'œdème, etc. Elles constituent une infirmité
parfois redoutable dans ses conséquences : nous
connaissons les dangers auxquels elles exposent le
malade dans la seule thoracentèse, par les situations
anormales qu'elles assignent aux organes (poumon,
foie, intestin, etc.). Elles sont une cause fréquente de
ces pleurésies cloisonnées d'une thérapeutique si
difficile.

Elles retentissent, par la gêne apportée au fonctionnement physiologique du poumon, sur la petite

circulation, sur le cœur droit: elles sont fréquemment une cause d'asystolie et exposent à la mort subite.

Aussi, avec le professeur Potain, dirons-nous que le pronostic des adhérences est très délicat. Si par elles-mêmes les adhérences ne sont pas nuisibles, sont même utiles et curatives, nous ne pouvons oublier que les lésions pulmonaires et cardiaques qui leur sont consécutives doivent fortement entrer en ligne de compte dans l'appréciation du pronostic. Nous pensons donc que les dangers auxquels elles exposent les malades déjà porteurs d'autres tares organiques, la fréquence de l'asystolie, l'état d'asphyxie lente qui leur est consécutif, la menace de la mort subite, sont autant de causes qui doivent nous faire porter un pronostic, sinon sombre, du moins toujours réservé.

TRAITEMENT

Le traitement des adhérences pleurales est une question très délicate, bien au-dessus de nos forces. Nous ne ferons que rappeler l'opinion des divers auteurs à ce sujet.

La thérapeutique est surtout préventive : il faut empêcher l'accolement des deux plèvres, prévenir le processus adhéso-formatif, tout au moins essayer d'empêcher la transformation fibreuse des adhérences, modérer ce qu'elle peut avoir d'excessif dans ses résultats (Grancher). C'est pour cela qu'on a préconisé la thoracentèse précoce, pour remettre aussi vite que possible le poumon dans ses conditions de fonctionnement normal : on faciliterait ainsi l'ampliation pulmonaire ; on favoriserait une symphyse précoce par le rapprochement prématuré des deux feuillets, on modérerait par cela même l'épaisseur des adhérences (Grancher). Dans le même but, on recommande tous les exercices du corps modérés et rythmés, les grands mouvements d'ampliation thoracique, la gymnastique respiratoire pour prévenir, au moins dans la mesure du possible, la symphyse pleurale. Tout ceci est bien problématique, discutable même pour ceux qui admettent le rôle utile des adhérences : il est certaines pleurésies, en effet, où le devoir du médecin est de favoriser la prompte réalisation de la symphyse. Dans cette question, une grande partie de l'avenir nous est inconnu, surtout la plus importante : la marche de la sclérose pulmonaire.

Le traitement symptomatique est le seul qui convienne pour les phénomènes douloureux, congestifs, etc. Toutefois, même dans les cas favorables, nous doutons qu'il ait une efficacité absolue.

RÉSUMÉ

—

I. — Les adhérences pleurales constituent une lésion d'une extrême fréquence, soit chez le vieillard où nous les avons observées 33 fois sur 67 autopsies, c'est-à-dire dans une proportion de 50 p. 100, soit chez l'adulte et même chez les jeunes gens de vingt à vingt-quatre ans. Elles peuvent occuper tous les points de la surface pulmonaire : toutefois, elles affectent chez les tuberculeux une prédisposition marquée pour les sommets.

II. — Elles sont le résultat d'une inflammation des deux feuillets pleuraux ; l'exsudat fibrineux du début est bientôt suivi de la production d'une néo-membrane conjonctive et vasculaire, qui continue à se développer pour son propre compte. Les feuillets séreux accolés par l'exsudat de fibrine ne tardent pas à se souder par pénétration réciproque de leurs vaisseaux, constituant ainsi le premier stade des adhérences. Suivant leur évolution ultérieure, celles-ci deviendront celluleuses, fibreuses, scléro-calcaires, etc.

III. — Les adhérences sont une terminaison possible de toutes les inflammations des plèvres : deutéropathiques (inflammations du poumon, banales, cancéreuses ou bacillaires), ou protopathiques (pleurésie sèche primitive ou pleurésie exsudative résorbée).

IV. — Que la lésion causale siège au poumon ou à la plèvre, dans l'immense majorité des cas le processus pathologique initial est de nature tuberculeuse, et à ce point de vue, le processus adhésoformatif fait partie de l'ensemble des processus défensifs, qui aboutissent à la transformation fibreuse des édifications tuberculeuses.

V. — Malgré la nature initialement utile de ce processus, du fait qu'il supprime le rôle physiologique de la plèvre, et entraîne par suite des troubles circulatoires et respiratoires, il résulte que les adhérences constituent en somme, à leur tour, une lésion ayant un rôle pathologique qui leur est propre.

Ce rôle se manifeste en clinique, soit en troublant la marche des affections respiratoires ou cardiaques avec lesquelles elles coïncident et dont elles précipitent l'évolution, soit en aggravant des troubles respiratoires d'ordre accidentel : aussi les adhérences pleurales sont-elles une des grandes causes de la mort subite, observée soit par les pathologistes, soit par les médecins légistes.

VI. — Tout individu porteur d'adhérences pleurales étendues est un candidat à la mort subite

(Lacassagne). Qu'il survienne chez ces sujets un surmenage, une fatigue, une marche forcée, elles occasionnent des accidents foudroyants (coup de chaleur) (Kelsch. Par la gêne qu'elles déterminent, elles favorisent singulièrement l'asphyxie sous toutes ses formes (submersion, suffocation). Par leur influence nuisible sur la petite circulation (œdème, congestion, cyanose, dyspnée), elles sont une cause fréquente de syncopes toujours rapidement mortelles: la mort serait due à un véritable phénomène d'inhibition à point de départ pleural (Combe).

VII. — Malgré leur importance de premier ordre, les adhérences ne se manifestent la plupart du temps pas par des signes caractéristiques : ces signes sont intrinsèques ou extrinsèques. Parmi les signes intrinsèques nous appelons spécialement l'attention sur la discordance entre la matité à la percussion légère et la sonorité à la percussion profonde (Pic) ; sur les données radioscopiques et radiographiques, sur la non-variation des limites de sonorité pulmonaire, et sur un signe négatif: l'absence du flot pleurétique de R. Tripier, coïncidant avec des signes de lésions pleurales, sur la fixité des limites de matité précordiale, sans autres signes de symphyse (Pic).

VIII. — Aucun de ces signes physiques n'est constant, quelquefois presque tous font défaut, malgré l'existence réelle des adhérences. En tout cas, il est rare que ces divers symptômes se groupent de façon à former un type clinique bien individua-

lisé : les adhérences sont d'ailleurs une lésion résiduelle et non une maladie. Toutefois, il arrive que
par leur inextensibilité, dans les cas surtout de
symphyse totale bilatérale, les obstacles continus
apportés aux fonctions de respiration et de circulation
entraînent une dyspnée continue et paroxystique
pseudo-asthmatique, aboutissant plus ou moins rapidement à une période terminale de cyanose et d'asphyxie, sorte d'asystolie d'origine respiratoire.
Lorsque avec cet ensemble clinique, coïncident, en
majorité ou en partie, l'ensemble des signes physiques habituels des adhérences, le diagnostic peut
être porté. C'est ce qui a été observé en fait dans
plusieurs des cas que nous avons relatés.

.IX. — De ces diverses considérations, il résulte
que le pronostic des adhérences est forcément très
réservé.

X. — Quant au traitement, il est uniquement
prophylactique, et encore, à ce point de vue, la
thérapeutique ne dispose-t-elle que de ressources
très limitées.

J. Louis.

CONCLUSIONS

I. — Les adhérences pleurales constituent une lésion d'une extrême fréquence, soit chez le vieillard, soit chez l'adulte, soit même dans la jeunesse.

II. — Les adhérences sont une terminaison possible et très fréquente de toutes les inflammations des plèvres, deutéropathiques (toutes les inflammations du poumon, banales, cancéreuses ou bacillaires) protopathiques (pleurésie sèche primitive ou pleurésie exsudative résorbée).

III. — Que la lésion causale siège au poumon ou à la plèvre, dans l'immense majorité des cas, le processus pathogénique initial est de nature tuberculeuse. A ce point de vue, le processus adhéso-formatif fait partie de l'ensemble des réactions organiques défensives, qui aboutissent à la transformation fibreuse des édifications tuberculeuses.

IV. — Malgré la nature éminemment utile de ce processus, du fait qu'il supprime le rôle physiologique de la plèvre et entraîne des troubles graves de la respiration et de la circulation, il résulte que les adhérences constituent, à leur tour, une lésion ayant un rôle pathologique qui leur est propre.

Ce rôle se manifeste en clinique, soit en troublant la marche des affections respiratoires ou cardiaques avec lesquelles elles coïncident, et dont elles précipitent l'évolution, soit en aggravant des troubles circulatoires d'ordre accidentel ; aussi les adhérences pleurales sont-elles une des grandes causes de la mort subite, observée soit par les pathologistes, soit par les médecins légistes.

V. — De très nombreux signes physiques ont été assignés aux adhérences pleurales ; malheureusement aucun d'eux n'est constant, n'est pathognomonique ; parfois tous peuvent faire défaut, alors que les adhérences existent. Cependant dans les cas de symphyse totale et bilatérale, la coïncidence avec une partie ou la totalité de ces signes d'une dyspnée continue et paroxystique, et souvent pseudo-asthmatique ; aboutissant plus ou moins rapidement à une période terminale de cyanose et d'asphyxie, sorte d'asystolie respiratoire, peut constituer un complexus assez spécial et cliniquement reconnaissable

BIBLIOGRAPHIE

ALAUX. — Contribution à l'étude clinique et anatomo-pathologique des dextrocardies sans hétérotaxie, th. de Lyon 1902.

ANDRAL. — Clinique médicale, t. IV.

BARD. — Recherches sur la phtisie fibreuse, th. de Lyon 1879.

BARTH. — *France médicale*, 1879.

BARTHÉLEMY. — Complications pulmonaires dans les maladies du cœur, th. de Paris 1869.

BAYLE. — Phtisie pulmonaire.

BAUMLER. — Uber Obliteration der Pleuralsache und Verlust der Lungen Elasticitæt als Ursache der Herzhypertrophie, *Deutsche Archiv für klinische Medizin*, t. XIX, 1877, page 471 (3 obs.)

BERNARD. — Pleurésie adhésive d'emblée au début de la tuberculose pulmonaire, *Lyon médical*, 30 juin, 14 juillet 1901.

BROUARDEL. — Note sur la pneumonie interstitielle, *Bull. et Mém. de la Soc. méd. des hôpit. de Paris*, 1875.

BROUARDEL et GILBERT. — Traité de médecine.

BROUSSAIS. — Traité des phlegmasies chroniques.

BRUDI. — Uber einen Fall von Herzhypertrophie, Cyanose und Hydrops als Folge von ausgedehnten Pleuraverwachsungen. — *Deutsch. Archiv für klinische Medizin*, t. XIX, 1877, page 498 (1 obs.)

CHEVALIER. — Des adhérences pleurales et phréno-costales dans la pleurésie avec épanchement, th. de Lyon, 1882.

COMBE. — Des adhérences pleurales au point de vue médico-légal, th. de Lyon, 1898-1899.

COURBIS. — Sur un cas de pleurésie avec adhérences, *Lyon médical*, 1897.

DESILATS. — Atrophie des muscles de l'épaule et du thorax chez des pleurétiques, *Bull. et Mém. de la Soc. méd. des hôp. de Paris*, 1885, page 138.

DELFAU. — *Bull. de la Soc. anatomique*, janvier 1868, p. 69.

DÜRR. — *Médecine moderne*, 25 avril 1894.

DELACOU. — Pleurésie aréolaire et infiltration œdémateuse des fausses membranes pleurales, Paris, 1875.

DREYFUS. — Rétrécissement mitral. Insuffisance tricuspidienne. Pleurésie sèche à droite, *Bull. Soc. anat. de Paris*, 1875, page 599.

DUCELIER. — Lésions pulmonaires d'origine cardiaque, Paris. 1892.

DUMESNIL. — *Union médicale*, 1863, page 76.

DUPONCHEL. — Souffles cardiaques d'origine adhérentielle, *Arch. méd. pharm. milit.*, octobre 1901.

FERNET. — Art. Pleurésie, Dictionn. méd. et chir. pratiques.

FORGEOT. — Contribution à l'étude des pleurésies au cours des affections cardiaques, Paris, 1885.

GOUYOU-BEAUCHAMP. — Sur un cas de paralysie du grand dentelé consécutive à une pleurésie, Paris, 1879.

GRANCHER. — Maladies de l'appareil respiratoire, 1890.

— *Bull. et Mém. Soc. méd. hôp. Paris*, 1882.

GRISOLLE. — Pathologie interne, t. II.

GERMAIN SÉE. — Maladies simples du poumon.

GALLIARD. — *Semaine médicale*, 1897, page 453.

— *Bull. et Mém. Soc. méd. hôp. Paris*, 6-13 avril 1894.

— Sur un cas de pneumothorax avec vomique survenu au cours d'une thoracentèse, *Semaine médicale*, 16 octobre 1901.

HÉRARD-CORNIL. — Phtisie pulmonaire.

Honnorat. — Thèse de Lyon, 1887.

Huchard. — Mort subite dans la pleurésie, *Bull. Mém. Soc. méd. hôp. Paris*, 1892, page 343.

Jaccoud. — Note sur la pleurésie multiloculaire et les adhérences du diaphragme, *Bull. Acad. médecine*, 1879.
—   Pathologie interne, 1883, pages 589, 593, 601, 616.
—   Cliniques. Séméiologie de l'espace de Traube.
—   *Gazette des hôpitaux*, 6 septembre 1892.

Kelsch. — Pathogénie du coup de chaleur, *Bull. Acad. méd.*, 1895.

Kelsch. — La mort subite dans l'armée par cardiopathies, *Bull. Acad. méd.*, juillet 1901.

Lacassagne. — Mort subite, *Prov. médicale*, 1888.
—   Précis de médecine légale.

Laennec. — De l'auscultation médiate, ch. VI.

Legros. — Th. de Lyon 1893-1894. Les morts subites en médecine légale.

Lemardeley. — Pleurite adhésive, Paris, 1874.

Lestage. — Thèse de Bordeaux, 1894-1895.

Louis. — Rech. anatom, physiolog, thérapeut. sur la phtisie, 1843.

Lépine. — Atrophie du côté et du membre supérieur à la suite de la pleurésie.. Parésie et anesth. consécut., *Lyon médical*, 24 décembre 1893.

Labadie-Lagrave et Deguy. — Périviscérites, *Arch. gén. de méd.*, octobre 1898.

Lanos. — Influence de la pleurésie sur la marche de la tuberculose pulmonaire, Paris, 1894-1895.

Letulle. — De l'inflammation.

Leroux. — Th. de Paris, 1825.

Manuel de Médecine. — Tome I, page 444.

Mora. — Quelques complications de la pleurésie, Paris, 1874.

Millian. — Diagnostic radiographique des adhérences pleurales, *Presse médicale*, 26 juin 1897.

Mouisset. — Sensation de flot dans les épanchements pleuraux, Lyon, 1887-1888.

Moutard-Martin. — Pleurésie purulente, 1872.

NOTHNAGEL. — *Allgemeiner Wiener medizinische Zeitung.*

PEYROT. — Étude expérimentale et clinique sur le thorax des pleurétiques et sur la pleurotomie, Paris, 1876.

PÉHU. — De l'hyperexcitabilité musculaire dans les altérations pleurales chroniques, *Lyon médical*, 12 août 1900.

PIC et VARAY. — Percussion du cœur avec dépression latérale, *Province médicale*, 1900.

PITRES. — Des hypertrophies et dilatations cardiaques indépendantes des lésions valvulaires, th. agrégation, 1878.

PÉRON. — Recherches anatomiques et expérimentales sur les tuberculoses de la plèvre, Paris, 1895-1896.

POTAIN. — *Semaine médicale*, 1895, p. 237: De la symphyse pleurale. — *Gazette des hôpitaux*, 1882.

POULIN. — Des atrophies viscérales, Paris, 1888.

RAYNAUD. — *Bull. Acad. médecine.* Note sur la pleurésie multilocul., etc., Paris, 1879.

REJIMBEAU. — Thèse d'agrégation, Paris, 1880. Des pneumonies chroniques.

RENZI (DE). — Insuffisance mitrale, adhér. péricard, adh. pleurales gauches *Gaz. deg. osp.*, Milano, p. 139, 1897, t. XVIII.

ROBERT. — Paris, 1897. Contribution à l'étude des manifestations pleurales au cours des maladies du cœur et de l'aorte.

SOREL. — Sur les adhérences pleurales anciennes, *Bull. Mém. Soc. méd. hôp. Paris*, 1883, p. 96.
— *Union médicale*, 14 juillet 1883.

THUVIEN. — Contribution à l'étude clinique des adhérences pleurales, Paris 1884.

VIERORDT. — Tuberculose der serœs. Haüle. *Zeitsch. f. klinisch Medizin*, 1888, XII.

VEYRAT. — Thèse de Lyon, 1899.

WIDAL. — Art. Pleurésie, dict. Dechambre.

VOILLEZ. — Maladies des organes respiratoires, 1873.
— Auscultation et percussion, 1879.

TABLE DES MATIÈRES

—

LYON
IMPRIMERIE A. STORCK & Cie
8, Rue de la Méditerranée

—

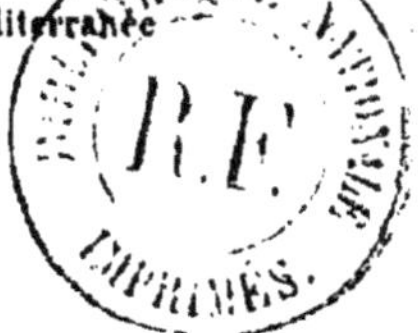

www.ingramcontent.com/pod-product-compliance
Ingram Content Group UK Ltd.
Pitfield, Milton Keynes, MK11 3LW, UK
UKHW020213130726
13696UKWH00002B/890